essentials

essentials liefern aktuelles Wissen in konzentrierter Form. Die Essenz dessen, worauf es als „State-of-the-Art" in der gegenwärtigen Fachdiskussion oder in der Praxis ankommt. *essentials* informieren schnell, unkompliziert und verständlich

- als Einführung in ein aktuelles Thema aus Ihrem Fachgebiet
- als Einstieg in ein für Sie noch unbekanntes Themenfeld
- als Einblick, um zum Thema mitreden zu können

Die Bücher in elektronischer und gedruckter Form bringen das Fachwissen von Springerautor*innen kompakt zur Darstellung. Sie sind besonders für die Nutzung als eBook auf Tablet-PCs, eBook-Readern und Smartphones geeignet. *essentials* sind Wissensbausteine aus den Wirtschafts-, Sozial- und Geisteswissenschaften, aus Technik und Naturwissenschaften sowie aus Medizin, Psychologie und Gesundheitsberufen. Von renommierten Autor*innen aller Springer-Verlagsmarken.

Armin Zittermann

Vitamin D im Überblick

Wissenschaftlich fundierte Grundlagen und aktuelle Forschungsergebnisse

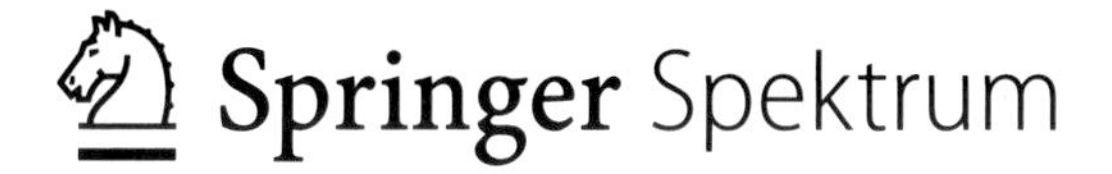
Springer Spektrum

Armin Zittermann
Klinik für Thorax- und
Kardiovaskularchirurgie
Herz- und Diabeteszentrum
Nordrhein-Westfalen
Bad Oeynhausen, Deutschland

ISSN 2197-6708 ISSN 2197-6716 (electronic)
essentials
ISBN 978-3-662-65715-7 ISBN 978-3-662-65716-4 (eBook)
https://doi.org/10.1007/978-3-662-65716-4

Die Deutsche Nationalbibliothek verzeichnet diese Publikation in der Deutschen Nationalbibliografie; detaillierte bibliografische Daten sind im Internet über http://dnb.d-nb.de abrufbar.

Planung/Lektorat: Ken Kissinger
Springer Spektrum ist ein Imprint der eingetragenen Gesellschaft Springer-Verlag GmbH, DE und ist ein Teil von Springer Nature.
Die Anschrift der Gesellschaft ist: Heidelberger Platz 3, 14197 Berlin, Germany

Es ist nicht genug zu wissen, man muss auch anwenden.
Es ist nicht genug zu wollen, man muss auch tun.

Goethe

Vorwort

Vitamin D wurde vor ca. 100 Jahren entdeckt, zu einer Zeit als fieberhaft nach den Ursachen der Rachitis im Säuglings- und Kindesalter geforscht wurde. Heutzutage ist es unter den 13 Vitaminen dasjenige, zu dem die meisten wissenschaftlichen Publikationen erschienen sind. In den letzten Jahren hat nicht nur das Interesse an Vitamin D in der Wissenschaft, sondern auch in den Medien eine starke Renaissance erfahren. Dies beruht darauf, dass bei Vitamin D über den Knochenstoffwechsel hinaus präventive Wirkungen im Hinblick auf eine Vielzahl von Erkrankungen vermutet werden. Teilweise ist ein regelrechter Hype um das Vitamin entstanden, gefördert auch durch die Vermarktung als Sonnenvitamin oder Sonnenhormon für die Gesundheit. Obwohl die beiden Bezeichnungen nicht grundsätzlich falsch sind, suggerieren sie doch bereits positive gesundheitliche Effekte, die weitere wissenschaftliche Belege überflüssig erscheinen lassen. Die Bezeichnungen haben mit dazu beigetragen, dass in den letzten Jahren Bluttests zur Vitamin D-Bestimmung in Arztpraxen sprunghaft angestiegen und die Verkaufszahlen für zum Teil hochdosierte Vitamin D-Supplemente in die Höhe geschnellt sind. Ist Vitamin D tatsächlich ein Allheilmittel für viele Erkrankungen? Der Autor dieses Buches ist seit mehr als 35 Jahren in der Vitamin D-Forschung tätig und will u.a. anhand der aktuellen wissenschaftlichen Datenlage einen Beitrag zur Klärung der Frage leisten, bei welchen Erkrankungen Vitamin D eine präventive Rolle spielt, welche Mengen hierzu benötigt werden und wie die Vitamin D-Versorgung optimiert werden kann.

Armin Zittermann

Was Sie in diesem *essential* finden können

- Die hauptsächlichen Vitamin D-Quellen und ihre Bedeutung für die Versorgung mit Vitamin D.
- Welche Mengen an Vitamin D der menschliche Körper benötigt und wie diese Mengenangaben hergeleitet werden?
- Bei welchen Erkrankungen der Vitamin D-Mangel eine Rolle spielt.
- Wie stark der Vitamin D-Mangel in der Bevölkerung verbreitet ist?
- Welche Möglichkeiten zur Optimierung der Vitamin D-Versorgung existieren?
- Welche Gefahr eine überhöhte Zufuhr birgt.

Inhaltsverzeichnis

Einleitung

1

Vitamin D weist einige Besonderheiten unter den Vitaminen auf. Hierzu zählt die Möglichkeit zur Eigensynthese in der Haut unter Mitwirkung der Sonne, genauer des UVB-Anteils (Wellenlänge: 280–315 nm) der Sonnenstrahlung. Die UVB-Exposition der Haut trägt wesentlich zur adäquaten Versorgung vieler Menschen mit Vitamin D bei. Eine alimentäre Zufuhr ist in diesem Fall nicht notwendig. Bei fehlender oder unzureichende Eigensynthese in der Haut besitzt Vitamin D jedoch Vitamincharakter, d. h. es muss in adäquaten Mengen regelmäßig oral zugeführt werden. Als weitere Besonderheit kommt beim Vitamin D hinzu, dass die aktive Wirkform, die im Körper aus Vitamin D gebildet wird, Hormoncharakter hat. Somit kann Vitamin D auch als Prohormon bezeichnet werden.

Die große Bedeutung, die die solare UVB-induzierte Vitamin D-Synthese der Haut für viele Menschen hat, zeigte sich u. a. in Nordamerika und Westeuropa während der Industrialisierung im 19. und beginnenden 20. Jahrhundert. Die Industrialisierung ging mit einer ausgeprägten Verstädterung einherging und viele Kinder wuchsen damals in dunklen Hinterhöfen auf. Zusätzlich waren die Städte einer starken Luftverschmutzung ausgesetzt, die die UVB-Strahlung der Sonne deutlich reduzierte. Die fehlende UVB-Strahlung führte dazu, dass in dieser Zeit der Vitamin D-Mangel und die damit einhergehende Rachitis bei Kleinkindern endemische Ausmaße annahm. In den betroffenen Ländern litten 50 % und in manchen Städten bis zu 80 % der Kinder an Rachitis. Sie wiesen hohe Mortalitätsraten auf. Autopsien an mehreren Hundert Kinderleichen, die zu Beginn des 20. Jahrhunderts in Deutschland durchgeführt wurden, fanden bei 90 % der verstorbenen Kinder eine Rachitis, was das Ausmaß und die Bedeutung der Erkrankung in der damaligen Zeit verdeutlicht.

Wie zu Beginn der Industrialisierung bei den Kleinkindern, so stellt in der heutigen Zeit die Vitamin D-Synthese in der Haut bei einer Reihe von Personengruppen -aus verschiedenen Gründen- eine unsichere Quelle dar. Aufgrund

A. Zittermann, *Vitamin D im Überblick*, essentials,
https://doi.org/10.1007/978-3-662-65716-4_1

der technologischen Möglichkeit zur Herstellung von Vitamin D-Supplementen und zur Anreicherung von Lebensmitteln mit Vitamin D rückt daher dessen Vitamincharakter heutzutage verstärkt in den Fokus des Interesses.

2 Chemie

Vitamin D zählt zu den Steroiden. Diese besitzen 4 Ringsysteme (A-D-Ring). Beim Vitamin D ist der B-Ring durch den Einfluss der energiereichen UVB-Strahlung aufgebrochen. Zusätzlich besitzt Vitamin D eine isoprene Seitenkette. Vitamin-Wirksamkeit haben sowohl Vitamin D_2 (Ergocalciferol) als auch Vitamin D_3 (Cholecalciferol), die sich lediglich im Bereich der isoprenen Seitenkette voneinander unterscheiden (Abb. 2.1).

Ersteres wird in Pflanzen (insbesondere Hefe und Pilze) unter UVB-Wirkung aus Ergosterol gebildet, letzteres in der Haut tierischer Organismen inklusive des Menschen unter UVB-Wirkung aus 7-Dehydrocholesterol (7-DHC). Bei gleicher Dosierung ergaben jedoch Vitamin D_2-Supplemente gegenüber Vitamin D_3-Supplementen eine geringere Wirksamkeit (geringere Halbwertzeit im Blut, geringere Verbesserung der Versorgungslage, geringere Bindung an Transport- und Rezeptorproteine) [1]. Dies unterstreicht, dass Vitamin D_3 die physiologische Form für den Menschen ist. Deshalb sollte Vitamin D_3 in Supplementen oder bei Anreicherungsmaßnahmen von Lebensmitteln bevorzugt werden. Steroide wie Vitamin D sind lipophile Substanzen, weshalb bei Gabe von Vitamin D-Supplementen die gleichzeitige Einnahme einer fetthaltigen Mahlzeit die intestinale Absorption verbessert.

Der Bedarf an Vitamin D wird in Mikrogramm (µg) oder in internationalen Einheiten (I.E.) angegeben (Tab. 2.1). Je nach Altersgruppe liegen die Schätzwerte der deutschen, österreichischen und Schweizer Ernährungsgesellschaften (D-A-CH) für eine angemessene Vitamin D-Zufuhr bei fehlender endogener Synthese zwischen 10 und 20 µg (1 µg = 40 IE; 1 IE = 0,025 µg) [2]. Die obere orale Zufuhrmenge sollte bei Erwachsenen laut European Food Safety Authority (EFSA) 100 µg täglich nicht überschreiten und bei Kindern entsprechend niedriger liegen [3].

A. Zittermann, *Vitamin D im Überblick*, essentials,
https://doi.org/10.1007/978-3-662-65716-4_2

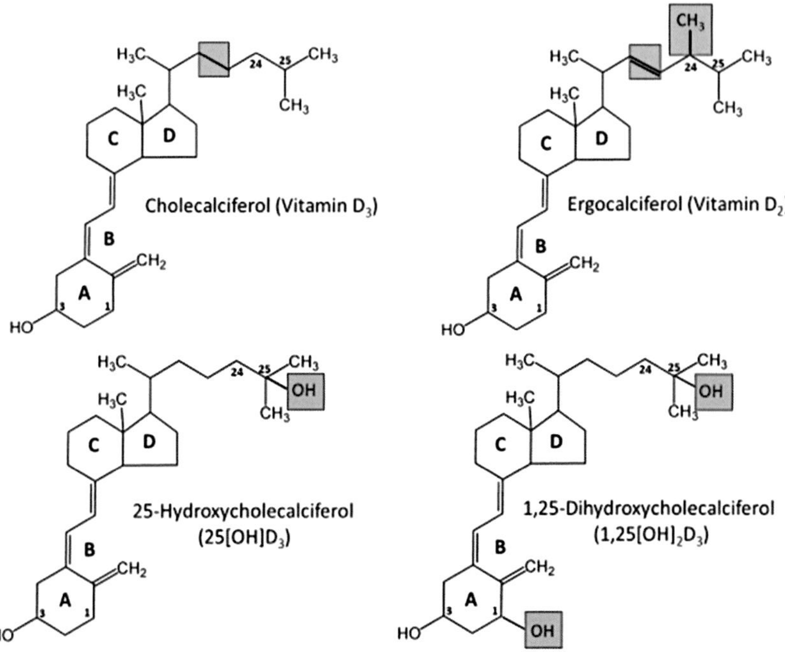

Abb. 2.1 Struktur von Vitamin D und dessen wichtigsten Metaboliten. Grünes Rechteck: Bereiche, die sich zwischen Vitamin D_2 und Vitamin D_3 unterscheiden; Blaues Rechteck: funktionelle Gruppen. (Quelle: eigene Abb.)

Vitamin D ist der generische Name für Substanzen mit Vitamin D-Aktivität. Eine Vielzahl von Vitamin D-Metaboliten ist bekannt. Zu den wichtigsten zählen das 25-Hydroxyvitamin D (25[OH]D), das 1,25-Dihydroxyvitamin D (1,25[OH]$_2$D) sowie das 24,25-Dihydroxyvitamin D (24,25[OH]$_2$D), wobei die jeweiligen Zahlen die Position der Hydroxyl-Gruppe im Molekül angibt (Abb. 2.1). Diese Vitamin D-Metabolite können sowohl aus Vitamin D_3 als auch aus Vitamin D_2 im Organismus entstehen und werden dann beispielsweise als 25-Hydroxycholecalciferol (25[OH]D_3) oder 25-Hydroxyergocaliferol (25[OH]D_2) bezeichnet.

Tab. 2.1 D-A-CH-Schätzwerte [2] für eine angemessene Vitamin D-Zufuhr bei fehlender endogener Synthese sowie obere tolerable Zufuhrmenge [3]

Alter	Zufuhrempfehlung pro Tag, µg (IE)	Obere tolerable Zufuhrmenge pro Tag, µg (IE)
Säuglinge (0 bis unter 12 Monate)	10 (400)	25 (1000)
Kinder (1 bis unter 10 Jahre)	20 (800)	50 (2000)
Kinder (10 bis unter 15 Jahre)	20 (800)	100 (4000)
Jugendliche und Erwachsene (15 bis unter 65 Jahre)	20 (800)	100 (4000)
Erwachsene (ab 65 Jahre)	20 (800)	100 (4000)
Schwangere	20 (800)	100 (4000)
Stillende	20 (800)	100 (4000)

Vitamin D-Quellen 3

3.1 Hautsynthese

Die Vitamin D-Synthese findet in der oberen Schicht der Haut (Epidermis) statt (Abb. 3.1). Diese weist mit ungefähr 2000 ng/cm^2 hohe Konzentrationen an 7-DHC auf. Die UVB-induzierte Konversationsrate von 7-DHC zu Prävitamin D beträgt ca. 1,3 %. Sie ist auf 10 bis 20 % des photoisomerisierten 7-DHC begrenzt. Prävitamin D_3 ist thermolabil und wird bei 37 °C rasch in einer nicht-enzymatischen Reaktion zu Vitamin D_3 isomerisiert. Die Angaben zur täglichen Syntheseleistung für Vitamin D pro cm^2 Haut schwanken zwischen 9 und 40 ng [4], was bei einer mittleren Körperoberfläche des Erwachsenen von 1,73 m^2 einer gesamten Syntheseleistung zwischen 156 und 692 µg entspricht. Die maximale Syntheseleistung an Vitamin D kann bei hellhäutigen Personen abhängig vom UV-Index bereits nach wenigen Minuten Ganzkörperexposition erreicht sein, bei dunkelhäutigen aber bis zu 120 min dauern. Eine Vitamin D-Intoxikation wird dadurch verhindert, dass bei UVB-Exposition der Haut die Prävitamin D_3-Synthese ein Plateau erreicht und anschließend eine Umwandlung von Prävitamin D_3 in eine Vielzahl Vitamin D-inaktiver Substanzen erfolgt, unter ihnen die Vitamin D-Isomere Lumisterol und Tachysterol. Sobald die Vorräte an Prävitamin D_3 erschöpft sind, können Lumisterol und Tachysterol durch erneute UVB-Exposition zu Prävitamin D_3 re-isomerisiert werden. Bei einer Wellenlänge von 290 bis 310 nm ist nicht nur die Vitamin D-Synthese, sondern auch die Induktion von DNA-Schäden und Plattenepithelkarzinomen besonders effektiv. Aus diesem Grund sollten Sonnenbrände (Erytheme) auf jeden Fall vermieden werden.

Im Vergleich zum geschätzten täglichen Vitamin D-Bedarf in Höhe von ca. 20 µg ist die UVB-induzierte Vitamin D_3-Synthesefähigkeit in der Haut

A. Zittermann, *Vitamin D im Überblick,* essentials,
https://doi.org/10.1007/978-3-662-65716-4_3

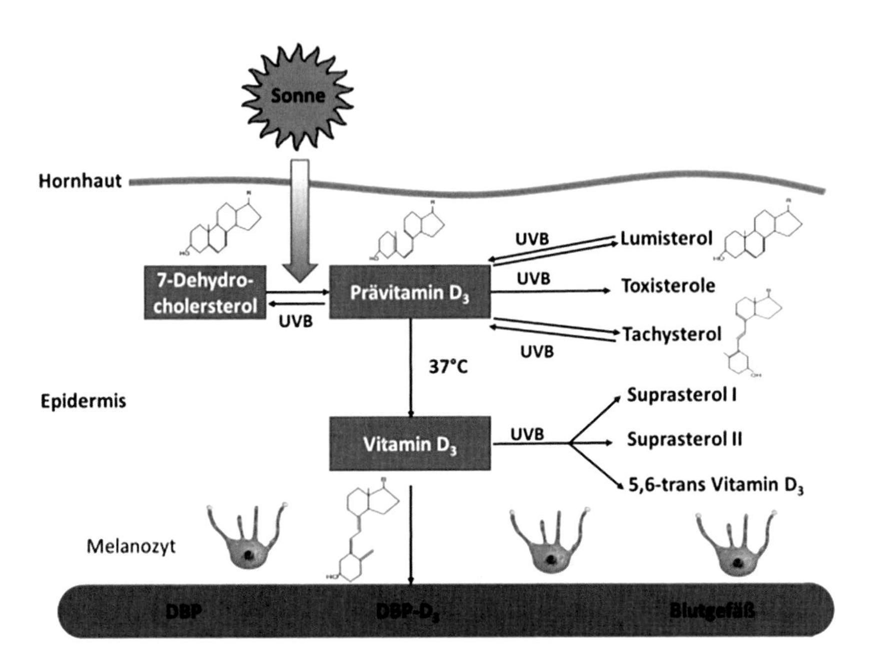

Abb. 3.1 Vitamin D-Synthese in der Haut; R, isoprene Seitenkette (C_8H_{17}). (Quelle: eigene Abb.)

mit 250 μg und mehr sehr hoch. Allerdings beeinflussen verschiedene Faktoren die Vitamin D_3-Bildung in der Haut [5]. Hierzu zählen allgemeine Faktoren wie geographischer Breitengrad, Höhenlage, Jahreszeit, Tageszeit, Witterung, Luftverschmutzung und Oberflächenreflektion sowie individuelle Faktoren wie Hautfarbe, Alter, Kleidung, Benutzung von Haut-/Sonnencremes und die Aufenthaltsdauer im Freien.

Ab dem 42. nördlichen Breitengrad ist der UVB-Anteil der Sonnenstrahlung zwischen November und Februar und ab dem 52. Breitengrad zwischen Oktober und März so gering, dass die Vitamin D-Synthese der Haut zu vernachlässigen ist. Da Deutschland zwischen dem 47. und 54. nördlichen Breitengrad liegt, weist die UVB-Intensität starke saisonale Schwankungen mit einem Maximum im Sommer und Minimum im Winter auf. Die UVB-Intensität ist zwischen 12 und 15 Uhr am höchsten und ist selbst im Sommer vor 9 Uhr morgens und nach 17 Uhr nachmittags gering. Ebenfalls kann sie durch starke Bewölkung im Sommer (Gewitter) um bis zu 99 % reduziert werden. Dagegen steigt die UVB-Intensität pro 1000

Höhenmetern um ca. 5–20% an. Schnee kann bis zu 80 % der UVB-Strahlung reflektieren, was zusätzlich die UVB-Strahlung in Höhenlagen verstärkt. Heller Sand reflektiert die UVB-Strahlung zu ca. 25 %.

Ein bedeutender individueller Einflussfaktor für die kutane Vitamin D-Synthese ist die Hautfarbe. Diese lässt sich in 6 Typen einteilen. Hauttyp I ist charakterisiert durch Sommersprossen, rote Haare und grüne Augen. Typ II ist charakterisiert durch helle Haut, blondes Haar, blaue Augen, Typ III–IV durch braune/dunkle Haare, braune Augen, mittelstark bis stark Hautpigmentierung und Typ V–VI durch schwarze Haare, dunkle Augen, braune bis schwarze Haut. Während Hauttyp V und VI traditionell in Äquatornähe, wo ganzjährig eine hohe UVB-Strahlung herrscht, auftritt, kommt Hauttyp I traditionell insbesondere auf den britischen Inseln vor, die geographisch relativ weit nördlich liegen und für ihr regnerisches Wetter bekannt sind. Obwohl verschiedene Studien in nördlichen Regionen eine ausgeprägte Assoziation zwischen Hautfarbe und Vitamin D-Versorgung gefunden haben, ist dieser Zusammenhang vermutlich lediglich sekundärer Art. Die Vitamin D-Synthese findet im stratum granulosum und stratum spinosum der Epidermis statt, die Melanozyten sind jedoch im stratum basale lokalisiert [6] (Abb. 3.1). Laut einer Hypothese ist bei Hellhäutigen vielmehr der Gehalt an trans-Urocansäure in der Haut vermindert, neben Melanin einem der wichtigsten natürlichen UV-absorbierenden Moleküle, was zu einer effektiveren Vitamin D-Synthese führt. Generell ist die Syntheseleistung der Haut für Vitamin D bei Dunkelhäutigen und Hellhäutigen identisch, lediglich die Expositionszeit gegenüber der UVB-Strahlung bzw. die Dosis muss bei jenen höher sein, damit gleiche Mengen an Vitamin D synthetisiert werden. UVA-Strahlen (315–400 nm), die im Gegensatz zu UVB-Strahlen auch Fensterglas durchdringen, zerstören Vitamin D.

Abb. 3.2 verdeutlicht, dass Hauttyp II bei einem UV-Index von 7, wie er im Sommer um die Mittagszeit in Deutschland auftritt, weniger als 2 min benötigt, um bei Ganzkörperexposition 20 µg Vitamin D zu bilden, hierzu jedoch 15 min erforderlich sind, wenn lediglich Gesicht und Hände exponiert werden. Ebenfalls wird deutlich, dass der Sicherheitsabstand zwischen der Synthese von 20 µg Vitamin D bis zum Auftreten eines Erythems umso größer ist, je mehr Körperoberfläche exponiert wird. Hellhäutige sind sehr empfindlich gegenüber UVB-Strahlung und reagieren rasch mit einem Erythem. Die minimale Erythem-Dosis (MED) beträgt bei Hauttyp I lediglich das 1,5fache einer standardisierten Erythem-Dosis (SED; 100 J/m^2), bei Hauttyp II das 3fache, bei Hauttyp III das 4,5fache um dann bis zum Hauttyp IV und darüber hinaus (Hauttyp V und VI) auf das 6fache eine SED anzusteigen. In oben genanntem Beispiel werden bei Exposition von Gesicht und Händen ca. 0,68 MED zur Synthese von 20 µg Vitamin

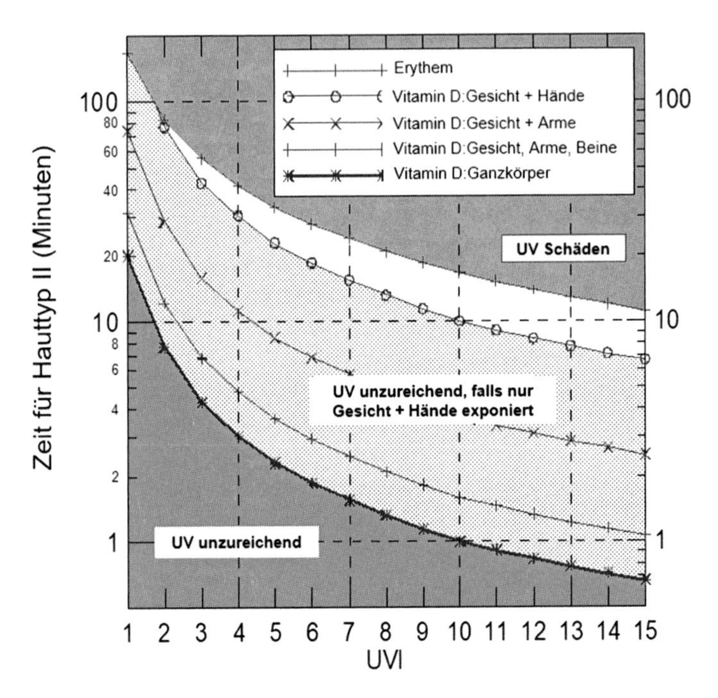

Abb. 3.2 Zeitdauer, die zur Synthese von 20 µg Vitamin D bzw. zum Auftreten eines Erythems notwendig ist. Die einzelnen Kurven zeigen die Abhängigkeit von der exponierten Körperoberfläche und dem solaren UV-Index. (Quelle: Seckmeyer G., Zittermann A., McKenzie R. et al. (2012) Solar Radiation and Human Health. In: Meyers R.A. (eds) Encyclopedia of Sustainability Science and Technology. Springer, New York, NY. https://doi.org/10.1007/978-1-4419-0851-3_455, mit freundlicher Genehmigung)

D benötigt, bei zusätzlicher Exposition von Armen lediglich ca. 0,23 MED. Die ausgeprägte Saisonalität der kutanen Vitamin D-Synthese wird dadurch deutlich, dass zur Wintersonnenwende (21. Dezember) beispielsweise in Norddeutschland (52° nördlicher Breitengrad) selbst bei wolkenlosem Himmel und einem UV-Index von 0,4 bei Exposition von Gesicht und Armen 2 Tage und bei bewölktem Himmel und einem UV-Index von 0,04 35 Tage notwendig wären, um bei Hauttyp II 20 µg Vitamin D in der Haut zu synthetisieren (Tab. 3.1). Somit ist unter realistischen Bedingungen die kutane Vitamin D-Synthese in Zentraleuropa im Winter zu vernachlässigen.

Tab. 3.1 Benötigte Zeit zur kutanen Synthese von 20 µg Vitamin D in Abhängigkeit vom saisonalen UV-Index, Tageszeit, Hauttyp und exponierter Körperoberfläche

	Frühjahr 10 Uhr UVI: 2,5	Frühjahr 12 Uhr UVI: 4,5	Frühjahr 16 Uhr UVI: 3	Sommer 10 Uhr UVI: 3	Sommer 12 Uhr UVI: 7	Sommer 16 Uhr UVI: 4	Herbst 10 Uhr UVI: 2	Herbst 12 Uhr UVI: 4	Herbst 16 Uhr UVI: 2,5	Winter 10Uhr UVI: 0,04	Winter 12 Uhr UVI: 0,4	Winter 16 Uhr UVI: 0,04
Typ I												
Gesicht, Arme	10 min	5 min	9 min	9 min	3 min	6 min	15 min	6 min	10 min	10 d	24 h	10 d
Ganzkörper	3 min	1,5 min	2,5 min	2,5 min	1 min	2 min	4 min	2 min	3 min	24 h	20 min	24 h
Typ II												
Gesicht, Arme	20 min	10 min	17 min	17 min	6 min	11 min	30 min	11 min	20 min	20 d	48 h	20 d
Ganzkörper	6 min	3 min	5 min	5 min	2 min	3,5 min	8 min	3,5 min	6 min	48 h	40 min	48 h
Typ III												
Gesicht, Arme	30 min	15 min	26 min	26 min	9 min	16 min	45 min	16 min	30 min ara>	30 d	72 h	30 d
Ganzkörper	9 min	4,5 min	7,5 min	7,5 min	3 min	5 min	12 min	5 min	9 min	72 h	60 min	72 h
Typ IV												
Gesicht, Arme	40 min	20 min	34 min	34 min	12 min	22 min	60 min	22 min	40 min	40 d	96 h	40 d
Ganzkörper	12 min	6 min	10 min	10 min	4 min	7 min	16 min	7 min	12 min	96 h	80 min	96 h
Typ V												

(Fortsetzung)

Tab. 3.1 (Fortsetzung)

	Frühjahr 10 Uhr UVI: 2,5	Frühjahr 12 Uhr UVI: 4,5	Frühjahr 16 Uhr UVI: 3	Sommer 10 Uhr UVI: 3	Sommer 12 Uhr UVI: 7	Sommer 16 Uhr UVI: 4	Herbst 10 Uhr UVI: 2	Herbst 12 Uhr UVI: 4	Herbst 16 Uhr UVI: 2,5	Winter 10Uhr UVI: 0,04	Winter 12 Uhr UVI: 0,4	Winter 16 Uhr UVI: 0,04
Gesicht, Arme	70 min	35 min	60 min	60 min	21 min	38 min	105 min	38 min	70 min	70 d	168 h	70 d
Ganzkörper	21 min	10 min	13 min	13 min	7 min	13 min	18 min	13 min	21 min	168 h	140 h	168 h
Typ VI												
Gesicht, Arme	100 min	50 min	85 min	85 min	30 min	55 min	150 min	55 min	100 min	100 d	240 h	100 d
Ganzkörper	30 min	15 min	25 min	25 min	10 min	18 min	40 min	18 min	30 min	240 h	200 min	240 h

Abkürzungen: UVI, UV-Index; min, Minuten; h, Stunden; d, Tage

Durch Haut- und Sonnencremes mit einem Schutzfaktor 8 wird die Vitamin D-Synthese der Haut um 93 % und bei einem Schutzfaktor von 15 zu 99 % reduziert. Ein weiterer potentieller Einflussfaktor auf die kutane Vitamin D-Synthese ist das Alter, da der 7-DHC-Gehalt der Haut und damit grundsätzlich auch die Synthesefähigkeit für Vitamin D im höheren Alter um den Faktor 3 gegenüber einem 20Jährigen abnimmt.

3.2 Lebensmittel

Nur weniger Lebensmittel weisen natürlicherweise einen hohen Vitamin D-Gehalt auf (Tab. 3.2) [7–9]. Hierzu zählt insbesondere die Muskulatur fetthaltiger Seefische. Aber auch einige exotische Lebensmittel wie der Speck von Robben und Walen gehören dazu. Sie spielen traditionell nur in der Arktis eine Rolle, einer Region in der die kutane Vitamin D-Synthese der dort lebenden Menschen zu vernachlässigen ist. Fische und Bartenwale nehmen Vitamin D durch den Verzehr von Zooplankton und in geringem Maße auch von Phytoplankton auf, sprich Kleinstlebewesen, die an der Meeresoberfläche der UVB-Strahlung der Sonne ausgesetzt sind und somit aus den Provitaminen 7DHC bzw. Ergosterol entweder Vitamin D_3 (Zooplankton) oder Vitamin D_2 (Phytoplankton) synthetisieren. Robben, Zahnwale und Eisbären reichern dagegen Vitamin D über die Nahrungskette an, da sie Fisch-fressende Räuber sind. Robbenleber (und die bei indigenen Arktisbewohnern tabuisierte Eisbärenleber) sowie die Leber von Magerfischen wie Dorsch enthalten große Mengen an Vitamin D (letzteres bekannt als Lebertran). In Apotheken und Drogerien erhältliche Lebertran-Präparate sind jedoch in der Regel standardisiert auf 10 µg pro Kapsel.

Bei Zuchtfischen und auch bei Schlachttieren ist der Vitamin D-Gehalt der Muskulatur abhängig vom Vitamin D-Gehalt des Futters sowie der Art der Haltung (Stall- oder Weidehaltung). Futtermittel dürfen je nach Tierart und -alter einen Vitamin D-Gehalt zwischen 50 µg/kg (Schweine) und 250 µg Vitamin D/kg (Ferkel, Kälber) enthalten. Für Fische betragen die Höchstgehalte bei Futtermitteln 75 µg Vitamin D/kg. Essbare Pilze sind aufgrund ihres Gehaltes an Ergosterol die einzigen pflanzlichen Lebensmittel, die Vitamin D_2 enthalten, vorausgesetzt sie waren vorher einer UVB-Exposition ausgesetzt. Fleisch, Innereien und Milch enthalten auch geringe Mengen des Vitamin D-Metaboliten 25(OH)D (0,1–0,4 µg/100g essbarem Anteil). Manche Quellen berichten, dass die 25(OH)D-Gehalte bei Rindern unter Weidehaltung 2,5 µg/100 g Fleisch betragen [10]. Da der Effekt von oral zugeführtem 25(OH)D auf den Vitamin D-Status (Blutspiegel an 25[OH]D) ca. 4fach höher ist als von nativem Vitamin D, sind 2,5 µg 25(OH)D einem Vitamin D-Gehalt von 10 µg äquivalent.

Tab. 3.2 Natürlicher Vitamin D-Gehalt ausgewählter Lebensmittel [7–9]

Lebensmittel	Mikrogramm pro 100 g	International Einheiten pro 100 g
Meerestiere		
Aal, geräuchert	22	880
Hering, frisch	6–25	240–1000
Wildlachs, frisch	6–25	240–1000
Zuchtlachs, frisch	6	240
Thunfisch	3–7	120–280
Makrele	8–16	320–640
Sardine, in Öl	4	160
Lebertran, traditionell	210–330	8400–13200
Robbe, Fettgewebe	75	3000
Belugawal, Fettgewebe	43	1720
Eisbär, Fettgewebe	40	1600
Milchprodukte, Eier		
Vollmilch	0,2	8
Butter	1	40
Gouda	1	40
Parmesan	0,7	28
Eier	3	120
Fleisch		
Rinderleber	1	40
Hähnchen	0,1–2,0	4–80
Truthahn	2	80
Schweinefleisch	0,7–1,5	28–60
Rindfleisch	0,1–1,0	4–40
Pilze		
Champignon, frisch	2	80

(Fortsetzung)

Tab. 3.2 (Fortsetzung)

Lebensmittel	Mikrogramm pro 100 g	International Einheiten pro 100 g
Morchel, frisch	3	120
Shiitake, frisch	2	80

Stoffwechsel

4

In der Haut synthetisiertes Vitamin D wird innerhalb von 8 bis 72 h ins Blut abgegeben und dort vor allem an das Vitamin D-bindende Protein (DBP) gebunden transportiert. Oral zugeführtes Vitamin D wird zu 60 bis 100 % in der Fettphase absorbiert, über die Lymphe ins Blut aufgenommen und dort in Chylomikronen und Lipoproteinen inklusive LDL-Partikel transportiert. Ob die unterschiedliche Biodistribution von endogenem und exogenem Vitamin D physiologische Konsequenzen hat, ist weitgehend unklar.

Vitamin D ist biologisch inaktiv und benötigt im Organismus zwei Hydroxylierungsschritte [11], um in seine aktive Form, das 1,25-dihydroxyvitamin D (1,25[OH]$_2$D), umgewandelt zu werden (Abb. 4.1). Der erste Schritt zum 25(OH)D findet in der Leber, hauptsächlich durch das Enzym CYP2R1-Hydroxylase und der zweite zum 1,25(OH)$_2$D in der Niere durch eine 1α-Hydroxylase (CYP27B1-Hydroxylase) statt. Die hepatische Synthese von 25(OH)D hängt sowohl von der Höhe der oralen Zufuhr als auch von der kutanen Syntheserate an Vitamin D ab. Da 25(OH)D nach der hepatischen Hydroxylierung rasch ins Blut abgegeben wird, spiegelt dieses die Versorgungslage an Vitamin D wider. Auch Polymorphismen der Gene, die für Proteine/Enzyme der Vitamin D-Synthese sowie des Stoffwechsels und Abbaus von 25(OH)D kodieren, beeinflussen den Blutspiegel an 25(OH)D in gewissem Umfang (ca. 5 % der 25(OH)D-Konzentration). Diese Polymorphismen werden genutzt, um im Rahmen von Mendelschen Randomisierungsstudien wichtige Erkenntnisse über die Wirkungen von Vitamin D zu gewinnen.

Auch die Metabolite des Vitamin D werden im Blut hauptsächlich an DBP (85–88 %) sowie an Albumin (12–15 %) gebunden [11]. DBP ist zu etwa 2 % mit Vitamin D-Metaboliten gesättigt. Unter normalen Umständen liegen nur ca. 0,03 % des 25(OH)D und 0,4 % des 1,25(OH)$_2$D in freier Form im Blut vor.

A. Zittermann, *Vitamin D im Überblick*, essentials,
https://doi.org/10.1007/978-3-662-65716-4_4

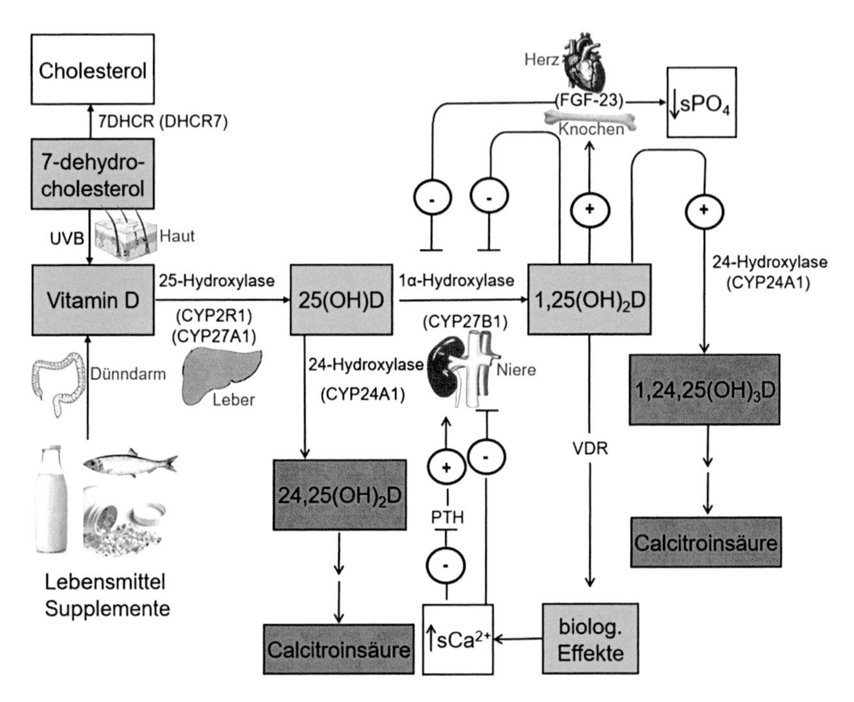

Abb. 4.1 Vitamin D-Stoffwechsel und Regulation im Körper (siehe Text). Grünes Rechteck: Vitamin D-Anabolismus; oranges Rechteck, Vitamin D- Katabolismus; blaue Schrift, Organe wichtiger Syntheseschritte bzw. Zufuhrwege. (Quelle: eigene Abb.)

Während nur das frei im Blut zirkulierende $1{,}25(OH)_2D$ in die Zielzellen aufgenommen wird, wird 25(OH)D zumindest in die Niere und der Muskulatur in DBP-gebundener Form über einen Megalin-Cubilin-Rezeptor aufgenommen. Ob jedoch auch freies 25(OH)D in der Vielzahl an Geweben, die 1α-Hydroxylase-Aktivität besitzen (Tab 4.1) und somit zur Aufnahme von 25(OH)D befähigt sind, aufgenommen wird, ist unklar. Eine Vielzahl extrahepatischer Gewebe besitzen ebenfalls 25-Hydroxylase-Aktivität (Tab. 4.1).

Die renale Synthese von $1{,}25(OH)_2D$ wird in der Regel durch Parathormon (PTH) und das phosphatausscheidende Hormon Fibroblast-Wachstumsfaktor-23 (FGF23) streng reguliert, um den Plasmacalcium- und -phosphatspiegel in einem relativ engen physiologischen Bereich zu halten. Hierbei bindet FGF23 an seinen Zelloberflächenrezeptor mit viel höherer Affinität in Anwesenheit eines Kofaktors, genannt Klotho. FGF23 hemmt die 1-Hydroxylase (Gen

Tab. 4.1 Zellen mit 25-Hydroxylase- bzw. 1α-Hydroxylaseaktivität [8, 13]

25-Hydroxylase-Aktivität	1α-Hydroxylase-Aktivität
–	Niere
Schilddrüse	Schilddrüse
Pankreas	Pankreas
Knochenmark	Knochenmark
Prostata	Appendix
Retina	Retina
Hypophyse	Nebenniere
Thymus	Thymus
Lymphknoten	Lymphknoten
Leber	Leber
Haut	Haut
Testes	Testes
Fettgewebe	Fettgewebe
Plazenta, Vagina, Uterus	Gefäßendothel- und Gefäßmuskelzellen, Kardiomyozyten

CYP27B1) und aktiviert die 24-Hydroxylase (Gen CYP24A1), was zu verminderten 1,25(OH)$_2$D- und erhöhten 24,25(OH)$_2$D-Spiegeln führt, während die 1α-Hydroxylase durch PTH als Folge eines niedrigen Plasmacalciumspiegels aktiviert wird [12]. CYP24A1 steuert den Abbau von 25(OH)D und 1,25(OH)$_2$D zu inaktiven Produkten wie Calcitroinsäure (Abb 4.1). Das Gen kann seine Transkriptionskapazität bis zum 20.000fachen steigern und ist damit eines der am stärksten induzierbaren Gene des Menschen. Das Verhältnis von 25(OH)D zu 24,25(OH)$_2$D liegt bei 25(OH)D Konzentrationen > 50 nmol/l unter 25, steigt aber bei 25(OH)D-Werten < 50 nmol/l nicht-linear auf Werte von bis zu 60 und bei CYP24A1-Verlustmutationen auf Werte von 80–100 an. Die extra-renale Synthese von 1,25(OH)$_2$D wird teilweise ebenfalls durch PTH und FGF-23, aber auch durch andere, Zytokin-abhängige Mechanismen reguliert [11].

Für Vitamin D, 25(OH)D, 1,25(OH)$_2$D und 24,25(OH)$_2$D werden biologische Halbwertzeit im Blut von 1–2 Tagen, 0,5–3 Monaten, 1–3 Tagen und 12–30 Tagen angegeben.

5 Funktionen

$1,25(OH)_2D$ ist ein Steroidhormon, dessen Rezeptoren in nahezu allen Geweben des menschlichen Körpers gefunden werden [8, 11]. Wie bei anderen Steroidhormonen, treten in den Zielzellen einerseits über Membran-ständige Rezeptoren rasche, nicht-genomische Effekte und andererseits über zytosolische Rezeptoren genomische Wirkungen auf (Abb. 5.1). Im zytosolischen Vitamin D-Rezeptor (VDR) induziert die Bindung von $1,25(OH)_2D$ eine Konformationsänderung, die zu einer Hetero-Dimerisierung mit dem Retinoid X-Rezeptor und letztlich zu einer Translokation dieses Komplexes in den Zellkern führt, wo es sich mit einem Vitamin D-Response Element verbindet. Vitamin D reguliert mehr als 1000 der insgesamt 20.000 kodierenden Gene des menschlichen Organismus und somit ca. 5 % des Genoms.

Die klassische endokrine Wirkung des Vitamin D-Hormons $1,25(OH)_2D$ umfasst die Konstanthaltung der Blutkonzentrationen an Calcium und Phosphat, indem es die intestinale Calciumabsorption von 15 auf 30 % und die Phosphatabsorption von 70 auf 90 % erhöht, zur Auslagerung von Calcium und Phosphat aus dem Knochen führt sowie die renale Calciumreabsorption und Phosphatexkretion steigert. Hierdurch wird u. a. eine normale Blutgerinnung sichergestellt, ausreichend Aktivator-Calcium für die lebensnotwendige Funktion von Calcium als second messenger in seinen Zielzellen bereitgestellt, und letztlich eine adäquate Mineralisierung des Knochens gewährleistet. Darüber hinaus entfaltet $1,25(OH)_2D$ auch autokrine und parakrine Wirkungen, häufig in Geweben mit eigener $1,25(OH)_2D$ Synthese. So stimuliert $1,25(OH)_2D$ in den ß-Zellen des Pankreas die Insulinsekretion, fördert die Plazentabildung und Immuntoleranz in der Schwangerschaft, steigert in Tumorgewebe die Apoptoserate und reduziert dort die Angiogenese. Des Weiteren aktiviert es das unspezifische und moduliert das spezifische Immunsystem.

A. Zittermann, *Vitamin D im Überblick*, essentials,
https://doi.org/10.1007/978-3-662-65716-4_5

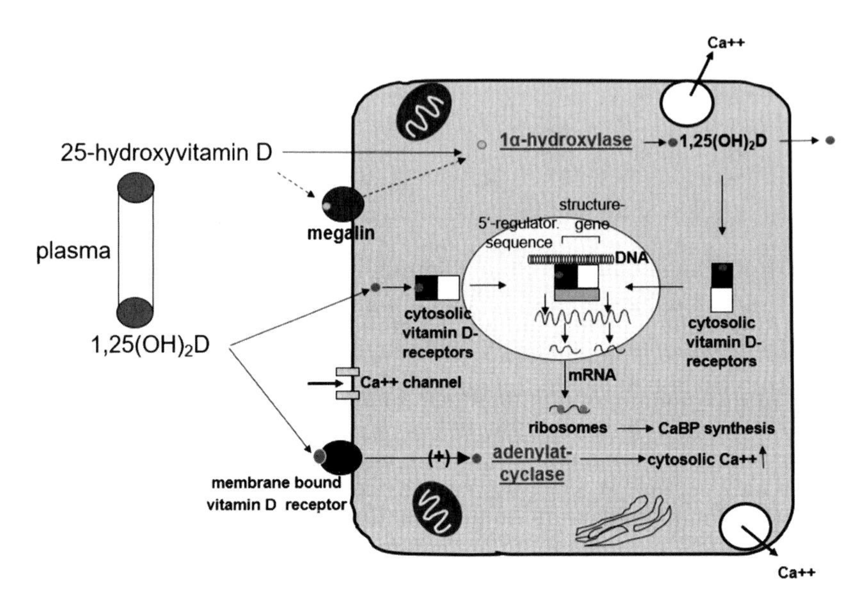

Abb. 5.1 Zelluläre Aufnahme und zellulärer Stoffwechsel von 25(OH)D und 1,25(OH)$_2$D (siehe Text); gelber Punkt, 25(OH)D; blauer Punkt, 1,25(OH)$_2$D. (Quelle: Zittermann A, Trummer C, Theiler-Schwetz V et al. Vitamin D and Cardiovascular Disease: An Updated Narrative Review. Int J Mol Sci. 2021; 22: 2896. https://doi.org/10.3390/ijms22062896. Mit freundlicher Genehmigung)

Eine Reihe von Funktionen können bei Vitamin D heutzutage als gesichert angesehen werden, weshalb die EFSA auch bei Zusatz von Vitamin D zu Lebensmitteln die Verwendung folgender gesundheitsbezogenen Angaben, sogenannten „Health claims“, erlaubt:

- Trägt zur Erhaltung normaler Knochen bei
- Trägt zur Erhaltung normaler Zähne bei
- Trägt zu einem normalen Calciumspiegel im Blut bei
- Trägt zu einer normalen Aufnahme/Verwertung von Calcium/Phosphor bei
- Trägt zu einer normalen Funktion des Immunsystems (körperliche Abwehr) bei
- Trägt zu einer normalen Muskelfunktion bei
- Hat eine Funktion bei der Zellteilung

Tierexperimentelle Studien, bei denen das Gen, das für den Vitamin D-Rezeptor bzw. für die 1α-Hydroxylase kodiert, ausgeschaltet wurde (sogenannte knockout Modelle), geben Hinweise auf die Funktionen von Vitamin D im Organismus [8]. Diese Studien haben gezeigt, dass die Tiere einen sehr ausgeprägten Hyperparathyreoidismus, eine Hypocalcämie und eine Rachitis entwickeln. Die Veränderungen sind durch eine Diät mit hohem Calcium- (2 %) und Phosphorgehalt (1,25 %) (sogenannte „rescue-diet") weitgehend reversibel, was die Bedeutung einer adäquaten intestinalen Calciumabsorption für die Knochengesundheit belegt. Tiere, bei denen der VDR-Rezeptor ausgeschaltet wurde, zeigen jedoch unter einer „rescue-diet" und nach Exposition mit prädisponierenden Faktoren auch eine erhöhte Sensibilität für Autoimmunerkrankungen wie chronisch entzündliche Darmerkrankungen oder Typ 1-Diabetes. Die spontane Tumorrate ist zwar nicht erhöht, die Tiere sind jedoch anfälliger für Onkogene sowie für Tumore, die durch chemische Karzinogene induziert werden. Außerdem entwickeln diese Tiere eine Hypertonie, die mit hohen Reninspiegeln einhergeht, sowie eine kardiale Hypertrophie und eine Erhöhung von Thrombose-fördernden Faktoren. Zusätzlich treten motorische Beeinträchtigungen, eine Myopathie, sowie Störungen in der Funktion des Immunsystems auf. Die Tiere sind auch ängstlich, weisen Weichteilverkalkung auf und haben eine verkürzte Lebensdauer.

6 Beurteilung der Versorgungslage anhand der Blutspiegel an 25-Hydroxyvitamin D

Der Blutspiegel an 25(OH)D ist der allgemein anerkannte Indikator zur Beurteilung der Vitamin D-Versorgungslage. Aufgrund der relativ langen Halbwertzeit im Blut spiegelt er sehr gut die Vitamin D-Versorgung der letzten Wochen bis Monate wider. Die meisten Ernährungsgesellschaften wie D-A-CH, Institute of Medicine (IOM) oder die nordischen Ernährungsgesellschaften geben als unteren Zielwert einer adäquaten Versorgungslage 50 nmol/l an. Das IOM [14] unterscheidet darüber hinaus in seiner Klassifizierung der Versorgungslage anhand der 25(OH)D-Spiegel zwischen defizitär (<30 nmol/l), inadäquat (30 und 49,9 nmol/l), adäquat (50 und 125 nmol/l) und potentiell schädlich (>125 nmol/l) (Abb. 6.1). Die IOM-Werte basieren hierbei auf einer sehr umfangreichen Literaturrecherche. Als Basis für die Festlegung des unteren Zielwertes diente dabei die Knochengesundheit. So wird ab einem 25(OH)D-Spiegel > 50 nmol/l die Calciumabsorptionsrate optimiert und eine unzureichende Knochenmineralisation sowie Vitamin D-Mangel-bedingte Frakturen werden vermieden. Dagegen ist bei 25(OH)D-Spiegeln zwischen 30 und 50 nmol/l der PTH-Spiegel geringfügig erhöht und 1,25(OH)$_2$D ist geringfügig vermindert (aber kann auch normal oder relativ hoch sein). Bei einer 25(OH)D-Konzentration < 30 nmol/L wird die renale 1,25(OH)$_2$D-Synthese dann stark substratabhängig. Folglich sind insbesondere defizitäre 25(OH)D-Spiegel häufig mit niedrigen 1,25(OH)$_2$D-Konzentrationen, sekundärem Hyperparathyreoidismus (Referenzbereich von PTH: 10–60 pg/ml) und einem deutlich erhöhten Risiko für eine Entmineralisierung der Knochen verbunden. Die Grenzen sind allerdings insofern fließend, als auch die Höhe der alimentären Calciumzufuhr einen Einfluss auf die Vitamin D-PTH-Axe hat und Vitamin D und Calcium sich bezüglich einer PTH-Suppression in gewissem Umfang ersetzen können. Die Endocrine Society bezieht sich bei der Festlegung des unteren Grenzwertes ebenso wie das IOM auf die Knochengesundheit, sieht aber im Hinblick auf eine Normalisierung der Calciumabsorptionsrate und

A. Zittermann, *Vitamin D im Überblick*, essentials,
https://doi.org/10.1007/978-3-662-65716-4_6

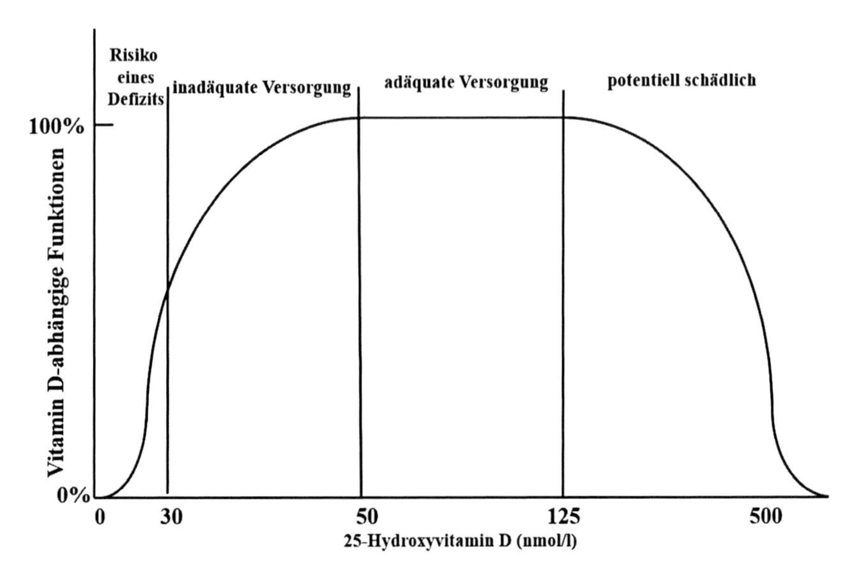

Abb. 6.1 Klassifikation des Vitamin D-Status anhand des Blutspiegels an 25-Hydroxyvitamin D. (Quelle: eigene Abb.)

des PTH-Spiegels erst 25(OH)D-Spiegel ab 75 nmol/l als adäquat an [15]. Von manchen nicht-offiziellen Organisationen wie dem US-amerikanische Vitamin D Council werden sogar erst 25(OH)D-Spiegel von 125 nmol/l als ideal angesehen. Sie basieren allerdings nicht auf einer fundierten wissenschaftlichen Analyse, sondern auf Assoziationen, die bei einzelnen Studien zwischen Vitamin D-Status und bestimmten Erkrankungen gefunden wurden und/oder Extrapolationen des Vitamin D-Status traditionell lebender Bevölkerungsgruppen in Regionen mit hoher UV-Strahlung auf moderne Gesellschaften.

Als Basis für potenziell schädliche 25(OH)D-Spiegel zog das IOM Ergebnisse aus Beobachtungsdaten heran, die Werte > 125 nmol/l mit einer erhöhten Mortalität assoziierten. Obwohl die Grenzwerte des IOM bereits aus dem Jahr 2010 stammen, auf Knochengesundheit (unterer Grenzwerte) und Mortalität (oberer Grenzwert) beschränkt sind, und sich zum Teil nur auf Beobachtungsdaten stützen, haben neuere, qualitativ hochwertige Studien bestätigt, dass diese Grenzwerte auch im Hinblick auf andere Erkrankungen sinnvoll sind (s. u.). Die IOM Klassifikation für die einzelnen Stadien findet deshalb auch in diesem Buch Anwendung.

7 Herleitung der Zufuhrempfehlung sowie der oberen Grenzwerte

Die D-A-CH Referenzwerte, die bei fehlender endogener Vitamin D-Synthese für alle Altersgruppen ab 1 Jahr auf 20 µg täglich festgelegt wurden, sind Schätzwerte [2], d. h. sie geben gute Hinweise auf eine angemessene und gesundheitlich unbedenkliche Zufuhr, weisen jedoch noch gewisse Unsicherheiten in Bezug auf eine sichere Nährstoffversorgung aller Personen einer Altersgruppe auf. Die nordamerikanischen IOM-Werte, die eine minimale kutane Vitamin D-Synthese voraussetzen, sind dagegen so konzipiert, dass sie als ausreichend angesehen werden, um den Bedarf von nahezu allen Personen (97–98 %) der gesunden Allgemeinbevölkerung zu decken [14]. Die Werte liegen für Bevölkerungsgruppen zwischen 1 und 70 Jahren bei 15 µg/Tag, ab 70 Jahren bei 20 µg täglich. Die Endocrine Society empfiehlt für eine durchweg ausreichende Vitamin D-Versorgung der Erwachsenen eine tägliche Zufuhr von 37,5–50 µg, was insofern konsequent ist, da sie mit 75 nmol/l einen höheren Zielwert an 25(OH)D im Blut als D-A-CH und IOM zugrunde legt [15].

Sowohl das IOM als auch die Endocrine Society sehen tägliche Zufuhrmengen an Vitamin D bis zu 250 µg insofern als sicher an, da klassische Vitamin D-Intoxikationen (Hypercalcämie) bei diesen Mengen als unwahrscheinlich angesehen werden. Das IOM berücksichtigt jedoch zusätzlich auch, dass nicht-klassische, unerwünschte Vitamin D-Wirkungen schon bei geringerer Vitamin D-Zufuhr auftreten können. Ebenfalls wird Vorsorge getroffen, dass verschiedene Ethnien unterschiedlich auf hohe Zufuhrmengen reagieren könnten. Deshalb hat das IOM noch einen Sicherheitsfaktor von 2,5 eingefügt und setzt damit den „upper tolerable intake level (UL)" bei 100 µg/Tag fest. Die EFSA hat die obere Dosis, die täglich als sicher anzusehen ist, ebenfalls bei 100 µg festgesetzt [3].

A. Zittermann, *Vitamin D im Überblick*, essentials,
https://doi.org/10.1007/978-3-662-65716-4_7

Der Anspruch von IOM und Endocrine Society, dass die Zufuhrempfehlungen bei praktisch allen Personen eine ausreichende Versorgung garantieren soll, macht sie für Kritik angreifbarer als die D-A-CH-Schätzwerte. In der Tat wurde anhand von Berechnungen argumentiert, dass die Zufuhrempfehlungen des IOM um eine Zehnerpotenz höher liegen müssten, um nahezu alle Personen ausreichend mit Vitamin D zu versorgen [16]. Studien haben auch gezeigt, dass beispielsweise der 25(OH)D Zielwert der Endocrine Society von 75 nmol/l erst bei einer täglichen Vitamin D-Zufuhr von 125 µg von nahezu allen Personen erreicht wird [17]. Derart hohe Zufuhrmengen würden jedoch oberhalb des UL-Wertes des IOM liegen und bei dauerhafter Anwendung mit einem erhöhten Risiko für schädliche Wirkungen bei einem substantiellen Teil der Bevölkerung verbunden sein. Anhand einer Meta-Analyse von individuellen Personendaten ergab eine Neubewertung der Vitamin D-Zufuhrempfehlungen, dass die Menge, die erforderlich ist, um bei 97,5 % der Bevölkerung 25(OH)D-Konzentrationen >25, 30 und 50 nmol/L zu erzielen, bei täglich 10, 13 und 26 µg und somit in der Größenordnung der bisherigen Empfehlungen liegt [18]. Es gibt keine überzeugenden Belege dafür, dass Adipöse höhere Zufuhrmengen benötigen.

8 Vitamin D-Mangel

Um wissenschaftliche Erkenntnisse bzgl. des Zusammenhangs zwischen der Vitamin D-Versorgung und verschiedenen Erkrankungen zu gewinnen, kann die Forschung auf 3 wichtige Studienarten mit besonders hoher Evidenz zurückgreifen (Abb. 8.1): Prospektive Beobachtungsstudien bieten die Möglichkeit, den Zusammenhang zwischen dem Vitamin D-Status und dem zukünftigen Krankheitsrisiko in großen bis sehr großen Kohorten zu untersuchen. Fast alle diese Studien verwenden den Blutspiegel an 25(OH)D als Indikator für den Vitamin D-Status. Obwohl in der Regel auch auf Faktoren adjustiert wird, die sowohl den 25(OH)D-Blutspiegel als auch unabhängig davon das Krankheitsrisiko beeinflussen (z. B. Outdoor-Aktivitäten), besteht das Problem, dass manche derartige Faktoren nicht erkannt werden („residual confounding"). Somit kann diese Studienart letztlich keine Beweise für einen Zusammenhang liefern. Mendelsche Randomisierungsstudien machen sich zunutze, dass Polymorphismen bei etwa 7–8 Gene identifiziert wurden, die den Blutspiegel an 25(OH)D beeinflussen (single nucleotid polymorphisms; SNPs). Hierzu zählen Genpolymorphismen in der 7-DHC-Reduktase, dem DBP, der 25-Hydroxylase (CYP2R1) sowie der 24-Hydroxylase (CYP24A1), die zusammen bis zu 8 nmol/l der Variationen im Serum 25(OH)D erklären. Da pleiotrope Effekte bei diesen Genen weitgehend auszuschließen sind, können etwaige Zusammenhänge zwischen den Genpolymorphismen und einem Krankheitsrisiko tatsächlich auf Unterschiede im 25(OH)D-Spiegel zurückgeführt werden. Vorteile sind, dass die Polymorphismen im Gegensatz zu den Kohortenstudien kaum durch „confounding" beeinflusst werden und lebenslange Unterschiede im zirkulierenden 25(OH)D widerspiegeln. Nachteil ist, dass die genetisch bedingten Unterschiede im 25(OH)D-Spiegel vergleichsweise gering sind. Der Goldstandard der evidenzbasierten Medizin ist jedoch eine hinreichend aussagekräftige randomisierte, doppeltblinde, Plazebo-kontrollierte Interventionsstudie (randomized controlled trial; RCT) mit Vitamin

A. Zittermann, *Vitamin D im Überblick*, essentials,
https://doi.org/10.1007/978-3-662-65716-4_8

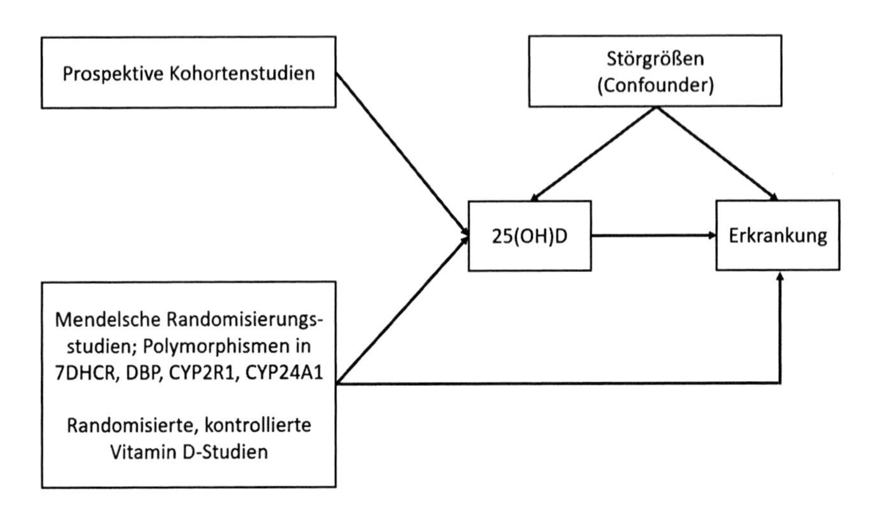

Abb. 8.1 Vorgehensweise bei verschiedenen Studienarten, um Erkenntnisse zur Bedeutung von Vitamin D für das Erkrankungsrisiko zu gewinnen. (Quelle: eigene Abb.)

D-Gabe und klinisch relevantem primärem Endpunkt. Nachteil von RCTs ist meist die vergleichsweise kurze Studiendauer. Häufig werden Ergebnisse von mehreren Kohortenstudien und RCTs auch in entsprechenden Metaanalysen zusammengefasst.

8.1 Stützapparat

Klassische Symptome des Vitamin D-Mangels sind Rachitis bei Kleinkindern und Osteomalazie im Erwachsenenalter. Insbesondere die Erkenntnisse zur Bedeutung des Vitamin D-Mangels bei Rachitis beruhen auf unzähligen Beobachtungsdaten und der seit 100 Jahren erfolgreich durchgeführten Rachitisprophylaxe (und -therapie) mit Vitamin D. Dies erklärt, weshalb RCTs in diesem Bereich fehlen bzw. als unethisch angesehen werden. Bei Rachitis sind sowohl Formen, die primär auf einen Vitamin D-Mangel als auch solche, die primär auf einen Calciummangel zurückzuführen sind, beschrieben worden. Rachitis äußert sich in einer unzureichenden Mineralisation der langen Röhrenknochen, einhergehend mit sogenannten O-Beinen, sowie Trichterbrust, verzögertem Fontanellenschluss und Auftreibung der Epiphysenfugen an Hand- und Fußgelenken. Bei konsequenter

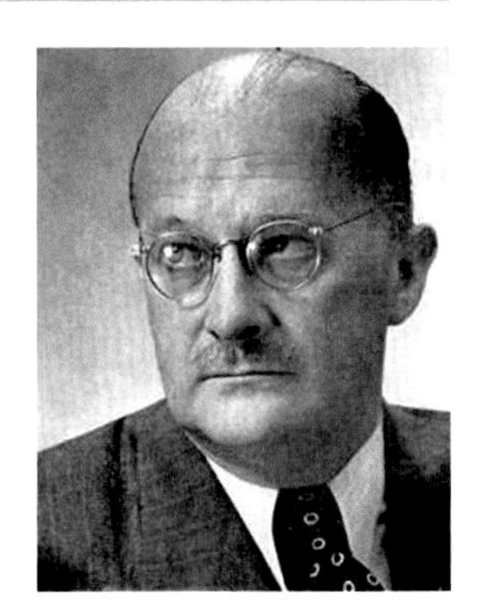

Abb. 8.2 Adolf Windaus. Vater der Rachitisprophylaxe in Deutschland. Klärte die Struktur von Vitamin D_2 und Vitamin D_3 auf. Erhielt 1928 den Nobelpreis für Chemie. (Quelle: public Domain; Wikimedia Commons)

Anwendung der Rachtisprophylaxe stellt die Erkrankung heutzutage kein Problem mehr dar. In nördlichen Ländern mit hohem Einkommen zählen besonders dunkelhäutige Kleinkinder, außereuropäische Einwanderer und Familien, die speziellen Kostformen wie der Makrobiotik anhängen und bei ihren Kindern keine Rachitisprophylaxe durchführen, zu den vulnerablen Gruppen. Bei ausreichender Calciumzufuhr steigt das Risiko einer Rachitis unterhalb eines Serum-25OHD-Spiegels von 30 nmol/L und erreicht ein Minimum, wenn der Serumspiegel an 25OHD zwischen 30 und 50 nmol/L oder darüber liegt (Abb. 8.2).

Die Osteomalazie führt zur Entmineralisierung des Knochens mit sogenannten Looser'schen Umbauzonen in der Kortalis an Stellen mit hoher Beanspruchung wie Tibia und Femur. Das Risiko ist besonders hoch bei 25(OH)D-Spiegeln unter 25 nmol/l und ist minimal ab 50 nmol/l. Ein Leitsymptom der Osteomalazie sind generalisierte Knochenschmerzen und Muskelschwäche. Es besteht erhöhte Frakturgefahr, besonders für den Oberschenkelhals. Bei jungen Frauen mit Osteomalazie sind auch Beckendeformationen beschrieben worden, die eine normale Geburt unmöglich machen. Die Osteomalazie tritt in Europa bei nichteuropäischen Migrantinnen gehäuft auf (sogenannte Migranten-Osteomalazie). Angaben zur Prävalenz der Osteomalazie in der Allgemeinbevölkerung und RCTs zur Prävention mit Vitamin D existieren nicht. Autopsiedaten von 675 Leichen unterschiedlichen Alters und Geschlechts ergeben für Deutschland je nach Definition eine Osteomalazie-Prävalenz von 5–25 % [19]. Therapeutisch lässt sich die Osteomalazie gut mit Vitamin D (plus Calciumgabe) behandeln, wobei anfänglich über 6 Wochen 75–125 µg Vitamin D/Tag und danach 20–25 µg verabreicht werden. Die Gesamtcalciumzufuhr sollte bei 1000 mg/Tag liegen.

Bei der Osteoporose sind sowohl der organische als auch der anorganische Anteil des Knochens reduziert. Es gibt auch Mischformen zwischen Osteomalazie und Osteoporose. Neben anderen Ursachen ist bei der Osteoporose der Vitamin D-Mangel ein Faktor, der das Risiko für osteoporotische Frakturen erhöht. Hierbei spielen wahrscheinlich nicht nur die Wirkungen von Vitamin D auf die Knochendichte, sondern auch neuro-muskuläre Wirkungen, die das Sturzrisiko beeinflussen, eine Rolle. Das Frakturrisiko kann durch adäquate Vitamin D-Versorgung vermutlich in der Größenordnung von bis zu 15 % gesenkt werden, und zwar insbesondere bei Personen mit defizitärer Vitamin D-Versorgung [20]. In Studien, die in der älteren Allgemeinbevölkerung durchgeführt wurden und bei denen die 25(OH)D Spiegel initial im Mittel über 50 nmol/l lagen, konnten keine positiven Effekte auf das Frakturrisiko durch Vitamin D-Supplementierung gefunden werden [21].

8.2 Infektionen

Vitamin D kann das Risiko für Infektionen des oberen Respirationstraktes signifikant um ca. 8 % senken. Eine Aktivierung der unspezifischen Abwehr durch Vitamin D spielt hierbei möglicherweise eine wichtige Rolle. Es konnte gezeigt werden, dass insbesondere Personen mit defizitärer Vitamin D-Versorgung von einer Vitamin D-Gabe profitieren, dass die protektive Wirkung von Vitamin D bei Kindern und Jugendlichen besonders effektiv ist, und dass die tägliche niedrigdosierte Vitamin D-Gabe (10–25 μg) effektiver als die hochdosierte Gabe oder Bolusgabe an Vitamin D ist. Die Anzahl an Personen, die ein Vitamin D-Supplement erhalten müssen, um eine Infektion zu vermeiden, wurde bei defizitärer Vitamin D-Versorgung mit 8 errechnet [22, 23]. Keine überzeugenden Belege gibt es dafür, dass Vitamin D gegenüber COVID-19 Infektionen besser wirksam ist als bei anderen Infektionen des Respirationstraktes.

8.3 Lungenerkrankungen

Die Gabe von Vitamin D kann bei Lungenerkrankungen wie Asthma und chronischer obstruktiver Lungenerkrankung (COPD) Rezidive reduzieren [24]. Die vorliegenden Daten lassen auch hier vermuten, dass bei beiden Erkrankungen die positiven Vitamin D-Effekte auf Patienten mit defizitärer Vitamin D-Versorgung beschränkt sind. Da Krankheitsschübe bei Asthma und COPD meist durch Infektionen mit Viren oder Bakterien verursacht sind und mit einer erhöhten

Produktion von proinflammatorischen Zytokinen einhergehen, kann sowohl eine Reduktion der Infektanfälligkeit als auch eine Suppression von proinflammatorischen Zytokinen die positiven Vitamin D-Effekte erklären. Die meisten Studien zu Asthma wurden bei Kindern durchgeführt.

8.4 Diabetes mellitus

Eine Metaanalyse von RCTs hat gezeigt, dass Vitamin D-Gabe bei Type 2 Diabetes den Nüchternblutglukose-Spiegel sowie den HbA1c-Wert signifikant senken kann, aber nur bei den Patienten mit initialen 25(OH)D-Werten < 50 nmol/l [25]. Als potentieller Wirkmechanismus des Vitamin D wird eine Erhöhung der Insulinsekretion sowie eine Verbesserung der Insulinsensitivität vermutet. In einem groß angelegten RCT konnte die tägliche Vitamin D-Gabe das Auftreten eines Typ II Diabetes in einer Hochrisikogruppe insgesamt zwar nicht reduzieren, allerdings verminderte die Vitamin D-Gabe in der Untergruppe mit initialen 25(OH)D-Werten < 30 nmol/l das entsprechende Risiko im Mittel um 60 % [26].

Typ 1 Diabetes ist eine Autoimmunerkrankung, die mit der Zerstörung der ß-Zellen des Pankreas einhergeht. Aufgrund insuffizienter Datenlage ist ein klares Statement zur Bedeutung der Vitamin D-Versorgung bei dieser Diabetesform nicht möglich [24].

8.5 Neurologische und psychische Erkrankungen

Bei der Multiplen Sklerose (MS) kommt es zu einer Demyelinisierung des Zentralnervensystems, akuten Krankheitsschüben und fortschreitender Behinderung. Die Erkrankung ist auf entzündliche Prozesse durch autoreaktive T-Zellen und B-Zellen zurückzuführen. Die Ätiologie der MS ist immer noch unklar, aber es wird vermutet, dass mehrere Faktoren, wie Genetik, niedriger Vitamin D-Status, eine Infektion mit dem Epstein-Barr-Virus, Fettleibigkeit in der Kindheit oder Jugend oder Rauchen eine Rolle bei der Entwicklung von MS spielen. Zahlreiche Studien haben gezeigt, dass die Häufigkeit von MS vom geographischen Breitengrad und damit von der UV-Intensität und körpereigenen Vitamin D-Synthese abhängig ist. Die Erkrankung manifestiert sich meist zwischen dem 20.–40. Lebensjahr. Mendelsche Randomisierungsstudien lassen einen Zusammenhang zwischen genetisch reduziertem 25(OH)D-Spiegel vermuten, wobei genaue Dosis-Wirkungsbeziehungen jedoch unklar sind. Metaanalysen von RCTs ergaben bisher ein uneinheitliches Bild in Bezug auf Prävention und Therapie von MS durch Vitamin D [24].

Bei Demenz und Alzheimer ergaben Metaanalysen von Kohortenstudien eine inverse Assoziation zwischen dem 25(OH)D-Spiegel, wobei das Erkrankungsrisiko bei 25(OH)D-Werten im defizitären Bereich am größten war. Die genauen neuroprotektiven Mechanismen von Vitamin D sind unklar, aber es gibt Hinweise bzgl. Wirkungen auf die Neurotransmitterfreisetzung, die neuronale Calciumregulierung und eine verbesserte Nervenleitfähigkeit. Aufgrund insuffizienter Datenlage im Bereich von RCTs ist jedoch auch hier ein klares Statement zur Bedeutung von Vitamin D nicht möglich [24].

Vitamin D beeinflusst auch Rezeptoren, die bei der Stressantwort im Gehirn von Bedeutung sind. Des Weiteren reguliert Vitamin D Gene, die offensichtlich bei der Entstehung von Depression eine Rolle spielen. Metaanalysen von Kohortenstudien ergaben ebenfalls einen inversen Zusammenhang zwischen dem 25(OH)-Spiegel und Depressionen. Groß-angelegte Mendelsche Randomisierungsstudien mit mehreren 100.000 Personen konnten einen derartigen Zusammenhang jedoch nicht bestätigen. Auch RCTs liefern keine überzeugende Evidenz für einen präventiven Vitamin D-Effekt [24].

8.6 Kardiovaskuläre Erkrankungen

Verschiedene großangelegte RCTs in Neuseeland, den USA und Europa konnten keine positiven Effekte durch Vitamin D-Gabe auf das Risiko für kardiovaskuläre Erkrankungen finden. Allerdings lag bei allen Studien der initiale 25(OH)D Spiegel im Mittel oberhalb von 50 nmol/l, d. h. die Teilnehmer wiesen zu Studienbeginn einen adäquaten Vitamin D-Status auf. Somit wären eigentlich auch gar keine positiven Effekte zu erwarten gewesen. Deshalb sind die Ergebnisse von zwei sehr großen Mendelschen Randomisierungsstudien wichtig [27, 28], die eine Dosis-Wirkungsbeziehung dahingehend zeigen, dass lediglich bei Personen mit defizitären 25(OH)D-Spiegeln ein erhöhtes kardiovaskuläres Risiko besteht. Die genetischen Analysen zeigten, dass Personen mit 25(OH)D-Konzentrationen unter 25 nmol/l im Vergleich zu > 50 nmol/l mit einem leicht höheren systolischen und diastolischen Blutdruck (0,70 bzw. 0,25 mmHg) sowie mit einer um 11 % höheren Wahrscheinlichkeit für koronare Herzerkrankung, Schlaganfall oder periphere vaskuläre Erkrankung einherging. Lediglich im defizitären Bereich, nicht jedoch bei besserer Vitamin D-Versorgung, gingen genetisch bedingt höhere 25(OH)D-Konzentration mit einer reduzierten kardiovaskulären Mortalität einher, und zwar um 31 %. Insgesamt kann eine Optimierung des Vitamin D-Status

(25[OH]D ≥ 50 nmol/l) vermutlich die Inzidenz für kardiovaskuläre Erkrankungen durch protektive Effekte auf Gefäßendothelzellen und Gefäßmuskelzellen um 4–5 % und die kardiovaskuläre Mortalität eventuell noch stärker senken.

8.7 Autoimmunerkrankungen

Autoimmunkrankheiten wie rheumatoide Arthritis, Psoriasis und entzündliche Darmerkrankungen sind durch inflammatorische Reaktionen auf das eigene Gewebe gekennzeichnet. Sie sind die dritthäufigste Ursache für Morbidität in der entwickelten Welt. Vitamin D reguliert eine Reihe von Genen, die an Entzündungsreaktionen beteiligt sind, indem es inflammatorische Zytokine supprimiert und antiinflammatorische Zytokine aktiviert. Die VITAL-Studie [29], eine groß angelegte Studie mit 25.000 älteren Menschen, konnte zeigen, dass durch Vitamin D-Supplementierung die Inzidenz von Autoimmunerkrankungen um 20 % gesenkt wird. Die positiven Effekte traten jedoch erst nach einer Studiendauer von 2 Jahren und mehr zutage, was die Bedeutung einer langfristigen Verbesserung der Versorgungslage unterstreicht.

8.8 Tumorerkrankungen

Metaanalysen von RCTs haben gezeigt, dass eine Vitamin D-Supplementierung die Tumorinzidenz nicht reduziert, wohl jedoch die Tumor-Mortalität [30]. Die positiven Effekte auf die Tumor-Mortalität treten hauptsächlich bei täglicher Vitamin D-Gabe auf, nicht jedoch bei Bolusgabe an Vitamin D. Ob die Effekte auf Patienten mit defizitärem Vitamin D-Status beschränkt sind bzw. welche Zielwerte an 25(OH)D erreicht werden sollten, kann derzeit nicht gesagt werden.

8.9 Mortalität

Ein systematisches Cochrane Review von RCTs kam zu dem Schluss, das Vitamin D_3-Supplemente (mit und ohne gleichzeitiger Calciumgabe) bei vorwiegend älteren Personen das relative Mortalitätsrisiko im Untersuchungszeitraum um 6 % reduziert, während Vitamin D_2 Supplemente keine positiven Effekte auf die Mortalität hatten [31]. Berechnungen ergaben, dass bei Vitamin D-Gabe an 150 Personen über einen Zeitraum von 5 Jahren ein zusätzlicher Todesfall vermieden werden kann. Bei ca. 800.000–900.000 Todesfällen pro Jahr in Deutschland ist das Potential zur Reduktion der Mortalität demnach beträchtlich. Die bereits erwähnte groß angelegte Mendel'sche Randomisierungsstudie [28] konnte bestätigen, dass bei Personen mit 25(OH)D-Konzentrationen <25 nmol/L eine genetisch bedingte höhere 25(OH)D-Konzentration die Gesamtmortalität signifikant reduziert, und dass diese inverse Assoziation bis zu einem 25(OH)D Wert von 40 nmol/l besteht.

Tab. 8.1 fasst die Ergebnisse zum erhöhten Krankheitsrisiko bei Vitamin D-Mangel zusammen.

Tab. 8.1 Überzeugende bzw. wahrscheinliche Evidenz für einen Zusammenhang zwischen Vitamin D-Mangel und Krankheitsrisiko

Krankheit	Evidenz	25(OH)D-Spiegel	Prävention	Therapie	Anmerkung
Rachitis	Beobachtungsdaten	<50 nmol/l	X	X	Kleinkinder
Osteomalazie	Beobachtungsdaten	<50 nmol/l	X	X	Erwachsene
Osteoporose	MAs von RCTs	<50 nmol/l	X	(X)	Senioren
Akute Infekte des Respirationstraktes	MA von RCTs	<25 nmol/l	X	–	Vor allem Kinder & Jugendliche
Chronische obstruktive Lungenerkrankung	MA von RCTs	<25 nmol/l	–	X	Datenbasis gering
Asthma	MA von RCTs	<25 nmol/l	–	X	Vor allem Kinder
Diabetes Typ II	RCT & MA von RCTs	<50 nmol/l	X	X	Positive Effekte auch bei Normalgewichtigen
Kardiovaskuläre Erkrankung	MRs	<25 nmol/l	X	–	Personen ohne kardiovaskuläre Vorerkrankung
Autoimmunerkrankungen	RCT	?	X	–	Daten der VITAL-Studie
Tumore	MA von RCTs	?	X	–	Nur Mortalität, nicht Morbidität
Gesamtmortalität	MR & MA von RCTs	<40 nmol/l	X	–	Frühzeitiges Versterben

Abkürzungen: MA, Metaanalyse; RCT, ‚randomized controlled trial', MR, Mendelsche Randomisierungsstudie

9 Prävalenz defizitärer Blutspiegel an Vitamin D

Repräsentative Erhebungen in Deutschland zeigen, dass ab dem Alter von 3 Jahren ca. 15 bis 18 % der Untersuchten defizitäre 25(OH)D-Spiegel im Blut (<30 nmol/l) und weitere 40 bis 47 % inadäquate Werte aufweisen [32, 33]. Eine besondere Risikogruppe stellen auch Mädchen und Patienten mit nichteuropäischem Migrationshintergrund dar. Hier liegt der Anteil an defizitären 25(OH)D-Werten ca. doppelt so hoch wie bei der deutschstämmigen Bevölkerung [33]. In der erwachsenen Bevölkerung der USA und Europas beträgt die Prävalenz des Vitamin D-Mangels 8 % bzw. 13 %, ist jedoch bei Afroamerikanern (32 %) und außereuropäischen Einwanderern (bis zu 50 % und mehr) erheblich höher [34, 35]. Europäische Jugendliche weisen zu 13 % eine defizitäre Versorgungslage auf [36]. In einer Reihe von Ländern mit niedrigen bis mittleren Einkommen liegt die Prävalenz defizitärer 25(OH)D-Konzentrationen in einigen Gruppen der Allgemeinbevölkerung, wie Kindern, Frauen und älteren Erwachsenen, zwischen 40 und 90 % [37].

In Deutschland weist der Anteil an defizitären 25(OH)D-Spiegeln ausgeprägte saisonale Schwankungen auf. So beträgt dieser Anteil im Sommerhalbjahr (Mai bis Oktober) 11,1 % und im Winterhalbjahr (November bis April) 21,5 % [35]. Die Altersgruppe mit der besten Vitamin D-Versorgung sind Säuglinge und Kleinkinder bis zum 2. Lebensjahr aufgrund der in Deutschland obligatorischen Rachitisprophylaxe (Kap. 15 + 18).

A. Zittermann, *Vitamin D im Überblick*, essentials,
https://doi.org/10.1007/978-3-662-65716-4_9

Vulnerable Gruppen 10

Die bei weitem wichtigste Ursache eines Vitamin D-Mangels ist die unzureichende UVB-Exposition der Haut. Folgende Personengruppen haben ein erhöhtes Risiko für einen Vitamin D-Mangel:

- Säuglinge, da sie nicht der direkten Sonne ausgesetzt werden sollten
- Pflegebedürftige Menschen, die sich nicht im Freien aufhalten können
- Menschen, die aus religiösen oder kulturellen Gründen nur mit gänzlich bedecktem Körper nach draußen gehen
- Menschen in nördlichen Breiten mit dunkler Hautfarbe
- Menschen, die sich kaum oder gar nicht im Freien aufhalten
- Patienten mit bestimmten Erkrankungen (Hauttumoren) oder Einnahme bestimmter Medikamente (z. B. Amiodaron, Immunsuppressiva), da sie die UVB-Strahlung meiden müssen

Senioren zählen trotz reduzierter Kapazität zur kutanen Vitamin D-Synthese nicht generell zu den vulnerablen Gruppen. Manche Studien berichten sogar über höhere 25(OH)D-Konzentrationen als bei Jüngeren. In der Praxis ist der Lebensstil (Outdoor-Aktivitäten, Seefischkonsum) wahrscheinlich von größerer Bedeutung als die physiologischen Hautveränderungen im Alter. Eine Risikogruppe für defizitäre 25(OH)D-Spiegel sind (paradoxerweise) Adipöse. Mögliche Ursachen hierfür sind das höhere Verteilungsvolumen für Vitamin D im Körper, eine reduzierte UVB-Exposition sowie eine Adipositas-induzierte Suppression der hepatischen 25(OH)D-Synthese. Gewichtsreduktion kann die Vitamin D-Speicher aus dem Fettgewebe mobilisieren und den Blutspiegel an 25(OH)D je nach Ausmaß der Gewichtsreduktion um bis zu 14 nmol/l erhöhen (bei einer Gewichtsreduktion > 15 %) [38].

A. Zittermann, *Vitamin D im Überblick*, essentials,
https://doi.org/10.1007/978-3-662-65716-4_10

11 Versorgung mit Vitamin D durch Hautsynthese und Lebensmittel

11.1 Hautsynthese

In verschiedenen westlichen Ländern wurde kalkuliert, wie hoch die Hautsynthese an Vitamin D ist [12]. Berechnungen ergaben für den Nordosten der USA (geographische Breite vergleichbar mit Norditalien) für Personen mit Hauttyp II und westlichem Lebensstil (Büroarbeiter) knapp 15 µg Vitamin D im Sommer, lediglich 2,5 µg im Frühjahr und Herbst und 0 µg im Winter. Für Hauttyp V wurde eine ähnlich niedrige Syntheserate zwischen Herbst und Frühjahr und lediglich eine Syntheserate von 5 µg/Tag im Sommer errechnet. Berechnungen für die Niederlande ergaben eine tägliche Eigensynthese von im Mittel 12,5 µg im Juni/Juli und 0 µg im Dezember/Januar. Die wöchentliche UV-Expositionen in Großbritannien wurde für Frühling und Sommer im Median mit 3,7 SED und für Januar mit 0,1 SED ermittelt [39]. Dies entspricht bei einer UV-Exposition von Gesicht und Armen einer Vitamin D-Synthese von ca. 15 µg (Hauttyp II) bzw. 7,5 µg (Hauttyp V) im Frühjahr/Sommer und jeweils 0 µg im Winter.

11.2 Alimentäre Zufuhr

Die alimentäre Vitamin D-Zufuhr ist aufgrund der wenigen Vitamin D-reichen Lebensmittel ganzjährig generell sehr gering, falls keine umfangreiche Vitamin D-Anreicherung von Lebensmitteln erfolgt. In Deutschland liegt die Zufuhr laut Nationaler Verzehrstudie II, die 2005–2006 durchgeführt wurde, bei Männern im Median bei 2,9 µg/Tag (5. bis 95. Perzentile: 0,9–9,6 µg) und bei Frauen bei 2,2 µg/Tag (5. bis 95. Perzentile: 0,7 bis 7,0 µg) [12]. In Österreich liegt sie bei Frauen und Männern im Mittel bei 2,3 bzw. 2,7 µg/Tag. In den USA ist die

A. Zittermann, *Vitamin D im Überblick*, essentials,
https://doi.org/10.1007/978-3-662-65716-4_11

Vitamin D-Anreicherung von Lebensmitteln umfangreicher und die alimentäre Zufuhr liegt zwischen 4 μg (Frauen) und 6 μg (Männer).

Insgesamt verdeutlichen die Zahlen, dass im Mittel in nördlichen geographischen Regionen bei westlicher Lebensweise und geringer alimentärer Zufuhr selbst beide Vitamin D-Quellen zusammen in keiner Jahreszeit ausreichend sind, um im Mittel die täglich benötigten Mengen von ca. 20 μg bereitzustellen, wobei das Defizit im Winter besonders groß ist.

12 Empfehlungen zur UVB-Exposition

In Deutschland wurde im Rahmen einer konsentierten Aktion der wissenschaftliche Behörden, Fachgesellschaften und Fachverbände des Strahlenschutzes, der Gesundheit, der Risikobewertung, der Medizin und der Ernährungswissenschaften empfohlen, dass es für eine ausreichende Vitamin D-Synthese genügt, Gesicht, Hände und Arme unbedeckt und ohne Sonnenschutz zwei- bis dreimal pro Woche der Hälfte der minimalen sonnenbrandwirksamen UV-Dosis (0,5 MED) auszusetzen [40]. Die Empfehlung entspricht für Menschen mit Hauttyp II bei einem UV-Index von 7 einer Bestrahlungszeit von ca. 12 min und für Personen mit Hauttyp V ca. 24–30 min. Die Empfehlung gilt auch für Kinder und Jugendliche, mit Ausnahme von Säuglingen, die grundsätzlich nicht direkter Sonnenbestrahlung ausgesetzt werden sollen. Die aus der Empfehlung berechnete Vitamin D-Synthese beträgt ca. 35–50 µg pro Exposition und entspricht umgerechnet einer täglichen Synthese von ca. 10 bis 20 µg. Damit läge die Hautsynthese zumindest in Größenordnung, die für Hauttyp II in westlichen Ländern für die Sommermonate geschätzt wird. Auf das gesamte Jahr berechnet ist die Empfehlung für viele Menschen jedoch unzureichend, um den Vitamin D-Bedarf in Höhe von 20 µg/Tag zu decken und ein Depot für die Wintermonate anzulegen. Wegen der gesundheitsschädigenden Wirkungen der UV-Strahlung (Sonnenbrand, Sonnenallergie, phototoxische Reaktionen, Katarakt, Hautkrebs) raten die Behörden, Verbände und Fachgesellschaften dringend von starken, nicht ärztlich kontrollierten UV-Bestrahlungen (Sonne oder Solarium) zum Zweck der Vitamin D-Bildung, der Selbsttherapie eines Vitamin D-Mangels oder der Bräunung ab. Für Minderjährige ist die Nutzung eines Solariums in Deutschland gesetzlich verboten. Bei Kleinkindern wird die früher weit verbreitete Anwendung der sogenannten Höhensonne schon lange nicht mehr durchgeführt. Ohne die im Rahmen der konsentierten Aktion empfohlene MED zu überschreiten, könnte allerdings die Hautsynthese an Vitamin D durch Exposition größerer

A. Zittermann, *Vitamin D im Überblick*, essentials,
https://doi.org/10.1007/978-3-662-65716-4_12

Hautareale (zusätzlich zu Gesicht und Armen auch Beine bzw. Ganzkörper) auf umgerechnet 25–50 µg bzw. 60–120 µg pro Tag gesteigert werden. In Seniorenheimen (und ggfs. auch bei jüngeren Erwachsenen, die ihren Körper nicht der solaren UVB-Strahlung aussetzen wollen) stellt auch die kontrollierte Anwendung von künstlichen UVB-Lampen grundsätzlich eine Möglichkeit dar, die Vitamin D-Versorgung effektiv zu verbessern. Hierbei sollten jedoch die Vorgaben der konsentierten Aktion (0,5 MED) nicht überschritten werden.

13 Bedeutung endogener Vitamin D-Speicher für die Vitamin D-Versorgung

Neben Abbau und Ausscheidung von Vitamin D können auch große Mengen im Körper gespeichert werden, z. B. bei regelmäßiger UVB-Exposition ausgedehnter Köperareale im Sommer [41]. Die Speicherung erfolgt vor allem in Fettgewebe und Muskulatur. Ungefähr 2/3 der Depots bestehen aus Vitamin D selbst (insbesondere im Fettgewebe), ca. 1/3 aus 25(OH)D (vor allem in Muskulatur, Fettgewebe und Serum). Je nach Vitamin D-Status wurden Vitamin D-Konzentration zwischen 30 ng und 200 ng/g Fettgewebe gemessen [42]. Es wurden enge positive Korrelationen zwischen dem Vitamin D-Gehalt im Fettgewebe und dem Blutspiegel an 25(OH)D gefunden [43]. Als wichtiger Mechanismus zur Aufrechterhaltung des Blutspiegels an 25(OH)D im Winter wird auch die DBP-gebundene Zirkulation von 25(OH)D zwischen Blut und Skelettmuskulatur angesehen. Die Gesamtmenge des Körpers an Vitamin D ist primär abhängig von der Versorgungslage, aber auch von der Menge an Fettgewebe. Die wenigen verfügbaren Daten lassen vermuten, dass bei Blutspiegeln an 25(OH)D zwischen 35 und 140 nmol/l und bei einer Körperfettmenge zwischen 10 und 60 kg die Körperspeicher an Vitamin D zwischen 300 µg und 12.000 µg variieren. Hinzu kommen vermutlich ca. 100 bis 4000 µg 25(OH)D. Da dieses den Blutspiegel von 25(OH)D 4 × stärker als das native Vitamin D beeinflusst, könnte dies einer zusätzlichen Menge von ca. 400 bis 16.000 µg an Vitamin D-Äquivalenten entsprechen. Um bei fehlender kutaner Synthese im Winterhalbjahr (ca. 15. Oktober bis 15. März) und durchschnittlicher alimentärer Zufuhr Blutspiegel an 25(OH)D von 50 nmol/l aufrechtzuerhalten, müssten täglich 18 µg an Vitamin D aus den endogenen Depots freigesetzt werden. In einem Zeitraum von 150 Tagen entspricht dies einer Gesamtmenge von 2700 µg Vitamin D. Da die Gesamtdepots vermutlich bei den meisten Menschen zwischen 1500 und 5000 µg Vitamin D-Äquivalenten liegen, zeigen die Berechnungen, dass bei unzureichenden Speichern im Verlauf des Winterhalbjahres ein Abfall

A. Zittermann, *Vitamin D im Überblick*, essentials,
https://doi.org/10.1007/978-3-662-65716-4_13

der 25(OH)D-Spiegel unter 50 nmol/l auftritt. Dies wird auch durch die saisonalen Schwankungen der Blutspiegel an 25(OH)D bestätigt. Zu beachten ist, dass Speicherung und Mobilisierung von Vitamin D aus den endogenen Depots erst unvollständig verstanden sind und beispielsweise Adipöse trotz potenziell großer Depots zu den vulnerablen Gruppen für einen Vitamin D-Mangel zählen.

14 Screening

Ein Vitamin D Mangel-Screening ist weder in der Allgemeinbevölkerung noch bei asymptomatischen Patienten notwendig bzw. empfehlenswert [44]. Zu den Gründen hierfür zählt, dass mit Ausnahme von Rachitis und Osteomalazie ein Vitamin D-Mangel bei anderen Erkrankungen bestenfalls einer unter vielen Risikofaktoren ist. Für Einzelpersonen (anders als auf Bevölkerungsebene) hätte ein Test und die Kenntnis und etwaige Verbesserung der Vitamin D-Versorgung in der Regel lediglich begrenzte gesundheitliche Auswirkungen. Wer zu den Risikogruppen für einen Vitamin D-Mangel zählt (siehe Kap. 10), sollte ohne Testung dauerhaft ein Vitamin D-Supplement einnehmen. Erschwerend kommt beim Testen hinzu, dass eine Vielzahl an Methoden zur 25(OH)D-Bestimmung zur Verfügung stehen. Hierzu zählen HPLC-Methoden, die Flüssigkeits-Tandem-Massenspektrometrie (LC-MS/MS) und Immunoassays. Obwohl die Labortests in der Regel einer Qualitätskontrolle unterliegen, sind die Abweichungen zwischen einzelnen Verfahren und Testsätzen nicht unerheblich, was die Aussage individueller Messergebnisse einschränkt. Deshalb wurde auch im Rahmen einer internationalen Initiative ein Standardisierungsprogramm etabliert, das insbesondere die Ergebnisse wissenschaftlicher Studien untereinander vergleichbar machen soll, unabhängig vom Hersteller und der verwendeten Messmethode. Zu der eingeschränkten Aussagekraft eines Screenings zählt auch, dass der Blutspiegel an 25(OH)D nicht zwangsläufig die Wirkung des Vitamin D-Hormons $1{,}25(OH)_2D$ in den Zielzellen widerspiegelt. Unklar ist ebenfalls, ob nicht zumindest in manchen Situationen (Kachexie, Leber- oder Nierenerkrankungen) die Bestimmung des freien Anteils an 25(OH)D im Blut der Bestimmung der Gesamtmenge vorzuziehen ist. Hier gibt es jedoch noch keine allgemein anerkannte Referenzwerte.

A. Zittermann, *Vitamin D im Überblick*, essentials,
https://doi.org/10.1007/978-3-662-65716-4_14

Mittlerweile werden auch Selbsttests im Internet angeboten, bei denen man Kapillarblut abnimmt, die Probe einschickt und das Messergebnis per Handy zugesandt bekommt. Grundsätzlich zeigen Bestimmungen aus Serum und Kapillarblut gute Übereinstimmungen. Zusätzlich zu der oben genannten allgemeinen Problematik der 25(OH)D-Messung können aber auch individuelle Abnahmefehler (z. B. erhöhter Gehalt an Gewebewasser in der Probe), die Messergebnisse verfälschen. Zielführender (und in der Regel kostengünstiger) als die Durchführung von Tests ist in Mitteleuropa vielmehr die Frage, ob die eigene Hautfarbe, der eigene Lebensstil oder die eigene Lebenssituation einen Vitamin D-Mangel begünstigen kann und Abhilfemaßnahmen erforderlich macht.

In der asymptomatischen Allgemeinbevölkerung ist die Bestimmung des Blutspiegels an 1,25$(OH)_2$D aufgrund dessen homöostatischer Regulation nicht sinnvoll. Im medizinischen Bereich gibt es dagegen Indikationen für die Analytik von 1,25$(OH)_2$D (zum Teil zusammen mit der PTH-Bestimmung) wie z. B. bei chronischer Niereninsuffizienz sowie zur Abklärung der Ätiologie von Hypo- oder Hypercalcämien.

15 Supplementierung

Supplemente stellen eine wichtige Möglichkeit zur Vermeidung eines Vitamin D-Mangels dar. Die Einnahme von Supplementen hat den Vorteil, dass diese Maßnahme kostengünstig ist, in der benötigten Dosierung (20 µg) sowohl in Drogerien als auch in Apotheken frei erhältlich sowie exakt dosierbar, sicher und jederzeit verfügbar ist.

Die Einstufung von Vitamin D-Präparaten als Supplement oder Arzneimittel muss fallbezogen betrachtet werden, abhängig von der Dosierung und dem Verwendungszweck. Eine gemeinsame Expertenkommission des Bundesamtes für Verbraucherschutz und Lebensmittelsicherheit sowie des Bundesinstituts für Arzneimittel und Medizinprodukte stuft Vitamin D-Präparate bis zu einer Dosis von 20 µg/Tag als Nahrungsergänzungsmittel ein, da sie der Aufrechterhaltung einer adäquaten Vitamin D-Versorgung dienen, sofern die Auslobung nicht eine Einstufung als Arzneimittel rechtfertigt. Laut Stellungnahme der Expertenkommission führt eine Dosierung über 20 µg/Tag nicht zwangsläufig zur Einstufung als Arzneimittel [45].

In Deutschland wird bei Säuglingen seit Jahrzehnten erfolgreich die sogenannte kontinuierliche Rachitisprophylaxe (im Gegensatz zur früheren hochdosierten Bolusgabe) mit täglichen oralen Gaben von 10–12,5 µg durchgeführt. Sie sollte bei Säuglingen, die im Winter geboren wurden, zumindest während des 2. Winters beibehalten werden. Da die Präparate explizit der Krankheitsvermeidung dienen, sind sie rechtlich als Arzneimittel einzustufen und werden vom Arzt verschrieben. Das deutsche Netzwerk „Gesund ins Leben – Netzwerk Junge Familie" empfiehlt auch besonderes Augenmerk auf Schwangere mit einem erhöhten Risiko für einen Vitamin D-Mangel zu legen (z. B. geringe Sonnenexposition der Haut aufgrund von seltenem Aufenthalt im Freien, verhüllender Kleidung oder Benutzung von Sonnenschutzcremes sowie dunkle Haut und Fettmalabsorption). In diesen Fällen ist die Einnahme eines Supplements ratsam.

A. Zittermann, *Vitamin D im Überblick*, essentials,
https://doi.org/10.1007/978-3-662-65716-4_15

Das Eidgenössische Bundesamtes für Gesundheit empfiehlt neben der Vitamin D-Gabe an Säuglinge in Höhe von 10 μg/Tag explizit auch für Schwangere und Stillende sowie für Kinder unter 3 Jahren eine Vitamin D-Gabe in Höhe von 15 μg/Tag. Auch die britischen NICE (National Institute for Health and Care Excellence)-Richtlinien weisen darauf hin, dass eine breite Verfügbarkeit von Vitamin D-Supplementen für Schwangere und Stillende sowie für Kinder bis zum 5. Lebensjahr gewährleistet werden soll. Die D-A-CH Ernährungsgesellschaften empfehlen für alle Altersgruppen > 1 Jahr bei fehlender Hautsynthese ebenfalls die Einnahme eines Vitamin D-Supplements in Höhe von 20 μg täglich. In Pflegeheimen sollte eine entsprechende Vitamin D-Gabe heutzutage obligatorisch sein bzw. es muss als Kunst- bzw. Pflegefehler angesehen werden, wenn sie nicht erfolgt.

Für Veganer steht mittlerweile auch pflanzliches Vitamin D_3 zur Verfügung. Es wird aus Pilzen und Flechten gewonnen, indem zuerst Ergosterol durch UVB-Bestrahlung in Vitamin D_2 und dieses anschließend enzymatisch in Vitamin D_3 umgewandelt wird.

Wissenschaftliche Studien sind auch mit 25(OH)D-Präparaten (Calcifediol) durchgeführt worden. Vom Gesetzgeber sind diese Präparate aber nicht als Supplemente, sondern lediglich als Arzneimittel zugelassen.

16 Bolusgaben an Vitamin D

Im medizinischen Bereich sind für Personen, die defizitäre 25(OH)D Spiegel aufweisen, zur raschen Aufsättigung der Vitamin D-Depots wöchentliche Bolusgaben an Vitamin D in Höhe von 1250 μg über mehrere Wochen empfohlen worden. Zum Teil sind auch aus Compliance-Gründen monatliche/vierteljährliche und halbjährliche Bolusgaben in Höhe von mehreren 1000 μg verabreicht worden. Wie schon weiter vorne ausgeführt, besteht mit Ausnahme von Rachitis und Osteomalazie kein Grund für eine rasche Aufsättigung der Vitamin D-Speicher, vielmehr reicht eine kontinuierliche tägliche Zufuhr, die den Zufuhrempfehlungen entspricht, aus, um bereits nach wenigen Wochen adäquate 25(OH)D-Spiegel zu erreichen. Auch aufgrund theoretischer Überlegungen zum Vitamin D-Stoffwechsel sowie aufgrund von Studienergebnissen sind derartige hochdosierte intermittierende Bolusgaben abzulehnen. So führt die hohe intermittierende Einzelgabe an Vitamin D aufgrund dessen kurzer Halbwertzeit im Blut von lediglich 1–2 Tagen dort zu einem raschen, aber kurzen Anstieg der Vitamin D-Spiegel. Eine Hypothese besagt, dass es in deren Folge zu starken Fluktuationen der Vitamin D-Metabolite 25(OH)D und 1,25(OH)$_2$D im Blut bzw. in den Zielzellen kommt, so dass eine gleichmäßige Vitamin D-Wirkung über einen längeren Zeitraum nicht gewährleistet ist. In Übereinstimmung hiermit konnten Metaanalysen von solchen RCTs, bei denen intermittierende Bolusgaben > 2500 μg verwendet wurden, bei der Prävention von Stürzen, Knochenfrakturen, Infekten des oberen Respirationstraktes und frühzeitiger Mortalität keine positiven Effekte durch die Vitamin D-Gabe finden [46], obwohl derartige Effekte bei kontinuierlicher Gabe und niedriger Vitamin D-Dosierung gut belegt sind. Auf die Tagesdosis umgerechnet liegen die Bolusgaben häufig deutlich höher als die täglichen Zufuhrempfehlungen. Deshalb sollten Bolusgaben, die über eine wöchentliche Gabe und die tägliche Zufuhrempfehlung hinausgehen, nur bei Nachweis eines gesundheitlichen Nutzens unter Berücksichtigung der Sicherheit der Maßnahme

A. Zittermann, *Vitamin D im Überblick*, essentials,
https://doi.org/10.1007/978-3-662-65716-4_16

angewandt werden. Da es sich bei Bolusgaben rechtlich stets um Arzneimittel handelt, wäre grundsätzlich ein Zulassungsverfahren mit klarer klinischer Indikation inklusive Nutzen-Risiko-Abschätzung für die Präparate zu fordern.

Personalisierte Vitamin D-Gabe 17

Ein vergleichsweiser junger Teilbereich der Ernährungsforschung ist die Nutrigenomik, bei der Effekte von Nährstoffen auf das Genom untersucht werden. In diesem Zusammenhang gibt es erste Hinweise auf ein unterschiedliches individuelles Ansprechen auf die orale Vitamin D-Zufuhr, und zwar unabhängig vom initialen 25(OH)D-Blutspiegel [47]. Mittels Messungen in mononukleären Blutzellen wurde ein sogenannter Vitamin D-Ansprechindex anhand der transkriptomweiten Reaktion von 702 Vitamin D-Zielgenen auf die Gabe von Vitamin D ermittelt. Die Personen wurden dann in Abhängigkeit der Änderung des 25(OH)D-Serumspiegels in drei Gruppen der Vitamin D-Ansprechbarkeit eingeteilt und zwar solche Personen mit hohem, mittlerem und niedrigem Ansprechen. Etwa 25 % der Teilnehmer sind demnach Low-Responder und besonders anfällig für einen Vitamin D-Mangel. Sie müssen zur Erzielung adäquater genomischer Effekte höhere Tagesdosen an Vitamin D einnehmen (etwa 50–100 µg) als Personen mit hohem Ansprechen (10–20 µg). Der Index hat den Vorteil, dass er auch etwaige individuelle Unterschiede bei Stoffwechselprozessen, die der 25(OH)D Synthese nachgelagert sind (z. B. Bindung von $1{,}25(OH)_2D$ an DBP und VDR, intrazellulärer $1{,}25(OH)_2D$ Metabolismus), berücksichtigt. Es wird vermutet, dass sich der Index während des Lebens nicht verändert. Die Forschung steht hier allerdings noch am Anfang und es gibt noch keine praxisreife Anwendung. Auch hier sollte bei der Gruppe der Low-Responder im Rahmen von doppelt-blinden RCTs die Notwendigkeit höher dosierter Vitamin D-Gaben durch positive Effekte auf biochemische Risikomarker oder klinische Endpunkte belegt werden.

A. Zittermann, *Vitamin D im Überblick*, essentials,
https://doi.org/10.1007/978-3-662-65716-4_17

18 Anreicherung von Lebensmitteln mit Vitamin D

In vielen Industrieländern wurde bereits in den 1930er und 1940er Jahren die Vitamin D-Anreicherung von Lebensmitteln, insbesondere von Konsummilch, aber auch einer Vielzahl anderer Lebensmittel, eingeführt. Diese Politik der Lebensmittelanreicherung war insofern äußerst wirksam, als beispielsweise in den USA die Rachitis-Prävalenz, die vorher zum Teil 50 % betrug, parallel zu den angewandten Maßnahmen auf 0,5 % sank.

In Deutschland ist bisher nur bei wenigen Lebensmitteln wie Margarine und Streichfette der Zusatz von Vitamin D gesetzlich erlaubt. Darüber hinaus ist ein Vitamin D-Zusatz nur erlaubt, wenn die Anreicherung durch eine Allgemeinverfügung oder Ausnahmegenehmigung zulässig ist, wie bei Speiseöl, Frühstückscerealien, Pflanzencreme und Frischkäsezubereitung (Tab. 18.1). Ergosterol- oder Cholesterol-haltige Lebensmittel wie Hefe, Brot oder Milch können durch UV-Bestrahlung mit Vitamin D angereichert werden, müssen dann jedoch die Vorgaben der Verordnung über neuartige Lebensmittel erfüllen. Kritisch anzumerken ist, dass durch die Verbreitung von UV-bestrahlten Pilzen Produkte an Bedeutung gewinnen könnten, die Vitamin D_2-reich sind und somit nicht die physiologisch am besten wirksame Vitamin D-Form für den Menschen darstellen..

Das industriell hergestellte Säuglingsmilchpulver, das lebensmittelrechtlich zu den diätetischen Produkten zählt, ist ebenfalls mit Vitamin D (10 µg pro Liter Endprodukt) angereicht, eine Maßnahme, die auch als stumme Rachitis-Prophylaxe bezeichnet wird. Sie macht allerdings die kontinuierliche Rachitis-Prophylaxe nicht überflüssig. Des Weiteren sind diätetische Produkte für gesunde Säuglinge und Patienten sowie bilanzierte Diäten mit Vitamin D angereichert.

Ein gelungenes Beispiel für eine breitenwirksame Vitamin D-Anreicherung von Lebensmitteln ist Finnland [48]. Im Jahr 2003 wurde eine systematische freiwillige Anreicherung von Lebensmitteln mit der Empfehlung eingeführt,

A. Zittermann, *Vitamin D im Überblick*, essentials,
https://doi.org/10.1007/978-3-662-65716-4_18

Tab. 18.1 Höchstmengenvorschläge an Vitamin D des Bundesinstituts für Risikobewertung für Lebensmittel des allgemeinen Verzehrs

Lebensmittel	Höchstmenge
Milch und Milchprodukte, einschließlich Käse (pro 100 g)	1,5 µg
Brot und Getreideprodukte (außer Feinbackwaren) (pro 100 g)	5 µg
Streichfette und Speiseöle (pro 100 g)	7,5 µg
UV-bestrahlte Speisepilze (pro 100 g)	10 µg
UV-bestrahlte Milch (pro 100 g)	3,2 µg

allen Streichfetten Vitamin D in einer Dosis von 10 µg/100 g und allen flüssigen Milchprodukten in einer Dosis von 0,5 µg/100 g zuzusetzen. 2010 wurden diese Anreicherungsempfehlungen verdoppelt auf 20 µg/100 g in allen Streichfetten und 1,0 µg/100 g in allen flüssigen Milchprodukten. In einer landesweit repräsentativen Untersuchung unter 4051 finnischen Erwachsenen, wurden die Veränderungen der 25(OH)D-Serumkonzentration zwischen 2000 und 2011 erfasst. Die durchschnittlichen 25(OH)D-Konzentrationen im Serum stieg von 47,6 nmol/L im Jahr 2000 auf 65,4 nmol/L im Jahr 2011. Die Prävalenz von 25(OH)D-Konzentrationen unter 30 bzw. 50 nmol/L lag im Jahr 2000 bei 13,0 bzw. 55,7 % und sank 2011 auf 0,6, bzw. 9,1 %. Wichtig ist auch, dass im Jahr 2011 nur 8 der untersuchten Personen 25(OH)D-Konzentrationen im Serum ≥ 125 nmol/L aufwiesen. Von diesen 8 Personen nahmen 7 Vitamin D-Supplemente ein. Im untersuchten Zeitraum stieg die Einnahme von Vitamin D-Supplementen von 11 % auf 41 % an. Alles in allem konnte die Vitamin D-Versorgung in Finnland durch staatliche und individuelle Maßnahmen im Rahmen einer höheren oralen Vitamin D-Zufuhr deutlich verbessert werden. Neben empfehlenden Maßnahmen wie in Finnland, könnten auch gesetzlich verpflichtende Maßnahmen auf der Basis von Verzehrsdaten eines Landes und durch die Auswahl an geeigneten Lebensmitteln zur Verbesserung der Vitamin D-Versorgung der Bevölkerung entwickelt werden. Es existieren Modelle für eine Optimierung der Vitamin D-Zufuhr bei gleichzeitig minimalem Risiko für eine überhöhte Zufuhr.

19 Vitamin D-Toxizität

Der klassische Indikator einer Vitamin D-Intoxikation ist die Hypercalcämie. Sie ist Folge einer Hyperabsorption an Calcium und Phosphor sowie einer Calciumresorption aus dem Knochen. Sie geht mit Hypercalciurie, Gefäßverkalkung und Nephrocalcinose einher. Todesfälle sind beschrieben worden. Diese klassischen Intoxikationen treten vermutlich erst bei Blutspiegeln an 25(OH)D $\geq$ 375 nmol/l auf. Bei einer großen Studie an Patienten in Norddeutschland betrug die Prävalenz von 25(OH)D-Blutspiegeln > 375 nmol/l lediglich 0,008 % und von Werten > 125 nmol/l 2,12 % [12]. Intoxikationen sind in der Allgemeinbevölkerung nicht durch intensive UVB-Exposition, sondern nur durch orale Zufuhr möglich. Die hierzu notwendigen Zufuhrmengen liegen für den Erwachsenen in der Größenordnung von 250 µg und mehr pro Tag über mehrere Wochen oder Monate. Vitamin D-Intoxikationen sind sehr selten. Sie sind iatrogen-bedingt, durch Heilpraktiker verursacht, Folge versehentlich falsch dosierter Supplemente oder das Resultat unsachgemäßer Anreicherung von Lebensmitteln.

Für die Allgemeinbevölkerung hat das IOM ebenso wie die EFSA den oberen Schwellenwert für eine angemessene zirkulierende 25(OH)D-Konzentration auf 125 nmol/l und die obere tolerierbare Zufuhrmenge für Vitamin D auf 100 µg festgelegt [3]. In Übereinstimmung mit dem Schwellenwert für den Blutspiegel an 25(OH)D ergaben Meta-Analysen von verschiedenen Kohortenstudien in der Allgemeinbevölkerung keine signifikant erhöhte kardiovaskuläre Morbidität oder Gesamtmortalität bei 25(OH)D-Konzentrationen bis 125 nmol/l.

Die obere tolerierbare tägliche Menge in Höhe von 100 µg ist keine Zufuhrempfehlung. Bei Festlegung dieses Wertes im Jahre 2010 war die Datenlage bezüglich potentiell schädlicher Vitamin D-Effekte vergleichsweise gering. Mittlerweile zeigen Daten aus einigen randomisierten, kontrollierten Langzeitstudien ($\geq$1 Jahr) zur Supplementierung mit 100 µg Vitamin D täglich, dass die Inzidenz von Hypercalcämien zwar mit 1,20 % sehr gering war, aber dennoch

A. Zittermann, *Vitamin D im Überblick*, essentials,
https://doi.org/10.1007/978-3-662-65716-4_19

mehr als doppelt so hoch wie in den Kontrollgruppen (0,52 %) lag. Genetische Studien haben eine verkürzte Lebenserwartung und ein erhöhtes Risiko für Herz-Kreislauf-Erkrankungen bei erhöhten Serumcalciumkonzentrationen gezeigt.

Nebenwirkungen, im Rahmen von RCTs bei täglicher Zufuhr von 100 μg Vitamin D bzw. bei 25(OH)D-Werten um 125 nmol/l signifikant gehäuft auftraten, sind:

- Hypercalcämien
- Stürze
- Frakturen
- Infekte des Respirationstraktes
- Verschlechterung einer Herzinsuffizienz

In den USA hat der Anteil an Personen, die täglich mehr als 100 μg Vitamin D einnehmen zwischen 2005/2006 und 2013/2014 von 0 % auf 3,2 % zugenommen. In Deutschland sind mittlerweile eine Vielzahl an Vitamin D-Präparaten im Internet erhältlich, die eine Tagesdosis von 125 μg aufweisen. Durch diesen Vertriebsweg werden nationale und europäische Höchstmengenfestlegungen sowie Kontrollmechanismen durch Abgabe in Drogerien und Apotheken umgangen. Generell ist somit Vorsicht geboten gegenüber hochdosierten Vitamin D-Einnahmen. Offizielle Dosierungsempfehlungen sollten nicht ohne triftigen Grund überschritten und Blutspiegel an 25(OH)D von 125 nmol/l eingehalten werden.

In sehr selten Fällen kann eine Hypercalcämie auch Folge einer bi-allelischen oder mono-allelische Funktionsverlustmutation im CYP24A1-Gen sein. Diese Erkrankungen sind mit erhöhten 1,25$(OH)_2$D-Konzentrationen im Serum, supprimierten PTH-Konzentrationen, Hypercalciurie, Nephrocalcinose und Bluthochdruck verbunden. Die Prävalenz von CYP24A1-Mutationen im Zusammenhang mit Hypercalcämie dürfte in der Größenordnung von etwa 1:33.000 Geburten in Europa liegen [49].

20 Fazit

In Deutschland und auch weltweit weisen große Teile der Bevölkerung eine insuffiziente oder sogar eine defizitäre Vitamin D-Versorgung auf. Es mehren sich die Belege, dass der Vitamin D-Mangel nicht nur die Knochengesundheit beeinträchtigt, sondern auch ein Risikofaktor für verschiedene andere Erkrankungen ist. Die Daten zeigen ebenfalls, dass ein Vitamin D-Mangel letztlich für alle Altersgruppen ein Risiko darstellt. Offizielle Empfehlungen zur UV-Exposition erlauben über weite Strecken des Jahres keine ausreichende kutane Vitamin D-Synthese und führen auch nicht zum Aufbau ausreichender Vitamin D-Depots für das Winterhalbjahr. Aufgrund der schädlichen UVB-Strahlung der Sonne und der starken saisonalen Schwankungen der UVB-Strahlung ist eine häufigere solare UVB-Exposition jedoch kaum möglich und auch nicht wünschenswert. Somit gewinnt der Vitamincharakter von Vitamin D zunehmend an Bedeutung. Ähnlich wie beim Iodmangel in früheren Jahrzehnten und Jahrhunderten könnte das bestehende Defizit sowohl in Deutschland als auch in weiten Teilen der Welt durch höhere, kontinuierliche orale Zufuhr verhindert werden. Wie in Finnland wäre wahrscheinlich die Kombination aus einer umfangreicheren Anreicherung von Lebensmittel sowie eine stärkere Verwendung von Supplementen ein gangbarer und zielführender Weg. Da mit Ausnahme einer Rachitis oder Osteomalazie kein Grund für eine rasche Aufsättigung besteht, ist die Bolusgabe an Vitamin D keine sinnvolle Option. Vielmehr sollte die Zufuhr auf den offiziellen Empfehlungen zur täglichen Aufnahme basieren. Die obere tolerierbare tägliche Zufuhr sollte nicht mit der Empfehlung verwechselt werden und Blutspiegel an 25OHD > 125 nmol/l sollten vermieden werden.

A. Zittermann, *Vitamin D im Überblick*, essentials,
https://doi.org/10.1007/978-3-662-65716-4_20

Was Sie aus diesem *essential* mitnehmen können

- Vitamin D nimmt unter den Vitaminen eine Sonderstellung ein, da es sowohl in der Haut unter Mitwirkungen der UVB-Strahlung der Sonne synthetisiert als auch über Lebensmittel und Supplemente aufgenommen werden kann.
- Die kutane Vitamin D-Synthese ist sehr effektiv, wird aber in der Praxis durch eine Reihe von exogenen und individuellen Faktoren stark eingeschränkt.
- Nur wenige Lebensmittel wie einige Fettfische sind natürlicherweise Vitamin D-reich.
- Vitamin D wird im Stoffwechsel durch zwei Hydroxylierungsschritte zu einem Hormon aktiviert, dessen Rezeptoren in praktisch allen Geweben vorkommen.
- Der Blutspiegel an 25-Hydroxyvitamin D ist der allgemein anerkannte Parameter zur Beurteilung der Vitamin D-Versorgung.
- Eine inadäquate und sogar defizitäre Vitamin D-Versorgung ist in Deutschland und auch weltweit stark verbreitet.
- Zu den vulnerablen Gruppen zählen insbesondere Personen mit unzureichender UVB-Exposition.
- Neben den klassischen Vitamin D-Mangelerkrankungen wie Rachitis und Osteomalazie zeichnet sich zunehmend ab, dass ein Vitamin D-Mangel auch bei verschiedenen anderen Erkrankungen einen Risikofaktor darstellt.
- Aufgrund von schädlichen Wirkungen der UVB-Strahlung sollte die UVB-Exposition nur sehr dosiert und zurückhaltend erfolgen.
- Die Einnahme von Vitamin D-Supplementen ist eine effektive Möglichkeit zur Verbesserung der Versorgungslage, wobei die offiziellen Empfehlungen für die tägliche Zufuhr eingehalten werden sollen.
- Zur Optimierung der Vitamin D-Versorgung der Bevölkerung ist wahrscheinlich eine Kombination aus umfangreicheren Anreicherungsmaßnahmen von Lebensmitteln sowie eine stärkere Verwendung von Supplementen ein zielführender Weg.

A. Zittermann, *Vitamin D im Überblick*, essentials,
https://doi.org/10.1007/978-3-662-65716-4

Literatur

1. Houghton LA, Vieth R. The case against ergocalciferol (vitamin D2) as a vitamin supplement. Am J Clin Nutr. 2006; 84: 694–7.
2. Deutsche Gesellschaft für Ernährung, Österreichische Gesellschaft für Ernährung, Schweizerische Gesellschaft für Ernährungsforschung, Schweizerische Vereinigung für Ernährung. Referenzwerte für die Nährstoffzufuhr. 1. Auflage, 5. Korrigierter Nachdruck 2013, Neuer Umschau Buchverlag, Neustadt an der Weinstraße.
3. EFSA Panel on Dietetic Products, Nutrition and Allergies (NDA); Scientific Opinion on the Tolerable Upper Intake Level of vitamin D. EFSA Journal 2012; 10: 2813.
4. IARC. Vitamin D and Cancer. IARC Working Group Reports Vol. 5, International Agency for research on Cancer. Lyon, 25 November 2008.
5. Mitchell BL, Zhu G, Medland SE et al. Half the Genetic Variance in Vitamin D Concentration is Shared with Skin Colour and Sun Exposure Genes. Behav Genet. 2019; 49: 386–98.
6. Hanel A, Carlberg C. Skin colour and vitamin D: An update. Exp Dermatol. 2020; 29: 864–875.
7. Holick MF. Vitamin D deficiency. N Engl J Med. 2007; 357: 266–81.
8. Zittermann A. Vitamin D in der Präventivmedizin. 2. Auflage. UNI-MED Verlag, Bremen, 2012
9. Kenny DE, O'Hara TM, Chen TC et al. Vitamin D content in Alaskan Arctic zooplankton, fishes, and marine mammals. Zoo Biol 2004; 23: 33–43.
10. Carnagey KM, Huff-Lonergan EJ, Lonergan SM et al. Use of 25-hydroxyvitamin D3 and dietary calcium to improve tenderness of beef from the round of beef cows. J Anim Sci 2008; 86: 1637–48
11. Bikle DD. Vitamin D: Production, Metabolism and Mechanisms of Action. 2021 Dec 31. In: Feingold KR, Anawalt B, Boyce A et al., editors. Endotext [Internet]. South Dartmouth (MA): MDText.com, Inc.; 2000–.
12. Zittermann A, Pilz S. Vitamin D in Klinik und Praxis. Dtsch Med Wochenschr 2017; 142: 601–16.
13. Elkhwanky MS, Kummu O, Piltonen TT et al. Obesity Represses CYP2R1, the Vitamin D 25-Hydroxylase, in the Liver and Extrahepatic Tissues. JBMR Plus. 2020; 4: e10397.
14. IOM (Institute of Medicine). 2011. Dietary Reference Intakes for Calcium and Vitamin D. Washington, DC: The National Academies Press.

A. Zittermann, *Vitamin D im Überblick*, essentials,
https://doi.org/10.1007/978-3-662-65716-4

15. Holick MF, Binkley NC, Bischoff-Ferrari HA et al. Evaluation, treatment, and prevention of vitamin D deficiency: an Endocrine Society clinical practice guideline. J Clin Endocrinol Metab. 2011; 96: 1911–30.
16. Heaney R, Garland C, Baggerly C et al. Letter to Veugelers, P.J. and Ekwaru, J.P., A statistical error in the estimation of the recommended dietary allowance for vitamin D. Nutrients 2014, 6, 4472–4475. Nutrients. 2015; 7: 1688–90.
17. Aloia JF, Patel M, Dimaano R et al. Vitamin D intake to attain a desired serum 25-hydroxyvitamin D concentration. Am J Clin Nutr. 2008; 87: 1952–8.
18. Cashman KD, Ritz C, Kiely M et al. Improved Dietary Guidelines for Vitamin D: Application of Individual Participant Data (IPD)-Level Meta-Regression Analyses. Nutrients. 2017; 9: 469.
19. Priemel M, von Domarus C, Klatte TO et al. Bone mineralization defects and vitamin D deficiency: histomorphometric analysis of iliac crest bone biopsies and circulating 25-hydroxyvitamin D in 675 patients. J Bone Miner Res. 2010; 25: 305–12.
20. Bolland MJ, Grey A, Gamble GD et al. The effect of vitamin D supplementation on skeletal, vascular, or cancer outcomes: a trial sequential meta-analysis. Lancet Diabetes Endocrinol. 2014; 2: 307–20.
21. Zhao JG, Zeng XT, Wang J et al. Association Between Calcium or Vitamin D Supplementation and Fracture Incidence in Community-Dwelling Older Adults: A Systematic Review and Meta-analysis. JAMA. 2017; 318: 2466–82.
22. Martineau AR, Jolliffe DA, Hooper RL et al. Vitamin D supplementation to prevent acute respiratory tract infections: systematic review and meta-analysis of individual participant data. BMJ. 2017; 356: i6583.
23. Jolliffe DA, Camargo CA Jr, Sluyter JD et al. Vitamin D supplementation to prevent acute respiratory infections: a systematic review and meta-analysis of aggregate data from randomised controlled trials. Lancet Diabetes Endocrinol. 2021; 9: 276–92.
24. Maretzke F, Bechthold A, Egert S et al. Role of Vitamin D in Preventing and Treating Selected Extraskeletal Diseases-An Umbrella Review. Nutrients. 2020; 12: 969.
25. Wu C, Qiu S, Zhu X, et al. Vitamin D supplementation and glycemic control in type 2 diabetes patients: A systematic review and meta-analysis. Metabolism. 2017; 73: 67–76.
26. Pittas AG, Dawson-Hughes B, Sheehan P et al. Vitamin D Supplementation and Prevention of Type 2 Diabetes. N Engl J Med. 2019; 381: 520–30.
27. Emerging Risk Factors Collaboration/EPIC-CVD/Vitamin D Studies Collaboration. Estimating dose-response relationships for vitamin D with coronary heart disease, stroke, and all-cause mortality: observational and Mendelian randomisation analyses. Lancet Diabetes Endocrinol. 2021; 9: 837–46.
28. Zhou A, Selvanayagam JB, Hyppönen E. Non-linear Mendelian randomization analyses support a role for vitamin D deficiency in cardiovascular disease risk. Eur Heart J. 2021: ehab809.
29. Hahn J, Cook NR, Alexander EK et al. Vitamin D and marine omega 3 fatty acid supplementation and incident autoimmune disease: VITAL randomized controlled trial. BMJ. 2022; 376: e066452.
30. Bjelakovic G, Gluud LL, Nikolova D et al. Vitamin D supplementation for prevention of cancer in adults. Cochrane Database Syst Rev. 2014; 6: CD007469.
31. Bjelakovic G, Gluud LL, Nikolova D et al. Vitamin D supplementation for prevention of mortality in adults. Cochrane Database Syst Rev. 2014; 1: CD007470.

32. Hintzpeter B, Mensink GB, Thierfelder W et al. Vitamin D status and health correlates among German adults. Eur J Clin Nutr. 2008; 62: 1079–89.
33. Hintzpeter B, Scheidt-Nave C, Müller MJ et al. Higher prevalence of vitamin D deficiency is associated with immigrant background among children and adolescents in Germany. J Nutr. 2008; 138: 1482–90.
34. Looker AC, Johnson CL, Lacher DA et al. Vitamin D status: United States, 2001–2006. NCHS Data Brief. 2011; 59: 1–8.
35. Cashman KD, Dowling KG, Škrabáková Z et al. Vitamin D deficiency in Europe: pandemic? Am J Clin Nutr. 2016; 103: 1033–44.
36. González-Gross M, Valtueña J, Breidenassel C et al. Vitamin D status among adolescents in Europe: the Healthy Lifestyle in Europe by Nutrition in Adolescence study. Br J Nutr. 2012; 107: 755–64.
37. Cashman KD, Sheehy T, O'Neill CM. Is vitamin D deficiency a public health concern for low middle income countries? A systematic literature review. Eur J Nutr. 2019; 58: 433–453.
38. Rock CL, Emond JA, Flatt SW et al. Weight loss is associated with increased serum 25-hydroxyvitamin D in overweight or obese women. Obesity. 2012; 20: 2296–301.
39. Farrar MD, Kift R, Felton SJ et al. Recommended summer sunlight exposure amounts fail to produce sufficient vitamin D status in UK adults of South Asian origin. Am J Clin Nutr. 2011; 94: 1219–24.
40. Bundesamt für Strahlenschutz. Konsentierte Empfehlung zu UV-Strahlung und Vitamin D. https://www.bfs.de/DE/themen/opt/uv/wirkung/akut/empfehlung-vitamin-d.html Zugriff: 22.3.2022
41. Mawer EB, Backhouse J, Holman CA et al. The distribution and storage of vitamin D and its metabolites in human tissues. Clin Sci. 1972; 43: 413–31.
42. Didriksen A, Burild A, Jakobsen J et al. Vitamin D3 increases in abdominal subcutaneous fat tissue after supplementation with vitamin D3. Eur J Endocrinol 2015; 172: 235–41.
43. Carrelli A, Bucovsky M, Horst R et al. Vitamin D Storage in Adipose Tissue of Obese and Normal Weight Women. J Bone Miner Res. 2017; 32: 237–42.
44. Sattar N, Welsh P, Panarelli M et al. Increasing requests for vitamin D measurement: costly, confusing, and without credibility. Lancet 2012; 379: 95–6.
45. BLV, BfArM. Stellungnahme zu Vitamin D-haltigen Produkten (01/2016) Revision 1.1 (2017) https://www.bvl.bund.de/SharedDocs/Downloads/01_Lebensmittel/expertenkommission/Zweite_Stellungnahme_VitaminD_Revision1.1.pdf?__blob=publicationFile&v=2 Zugriff 24.3.2022
46. Zheng YT, Cui QQ, Hong YM, Yao WG. A meta-analysis of high dose, intermittent vitamin D supplementation among older adults. PLoS One. 2015; 10: e0115850.
47. Carlberg C. Nutrigenomics of Vitamin D. Nutrients. 2019; 11: 676.
48. Pilz S, März W, Cashman KD et al. Rationale and Plan for Vitamin D Food Fortification: A Review and Guidance Paper. Front Endocrinol. 2018; 9: 373.
49. Pronicka E, Ciara E, Halat P et al. Biallelic mutations in CYP24A1 or SLC34A1 as a cause of infantile idiopathic hypercalcemia (IIH) with vitamin D hypersensitivity: molecular study of 11 historical IIH cases. J Appl Genet. 2017; 58: 349–353.

Printed in the United States
by Baker & Taylor Publisher Services